U0339571

消化道历险记
GULP：Adventures on the Alimentary Canal

[美] 玛丽·罗琦 著 康婉晖 译

Mary Roach

湖南科学技术出版社
·长沙·

图书在版编目（ＣＩＰ）数据

消化道历险记 / (美) 玛丽·罗琦著；康婉晖译. —长沙：湖南科学技术
出版社, 2023.7
（罗琦的奇异科学）
ISBN 978-7-5710-2177-1

Ⅰ. ①消… Ⅱ. ①玛… ②康… Ⅲ. ①消化道—普及读物 Ⅳ. ①R333-49

中国国家版本馆 CIP 数据核字(2023)第 072673 号

Gulp: Adventures on the Alimentary Canal
Copyright ©2013 by Mary Roach

湖南科学技术出版社获得本书中文简体版独家出版发行权
著作权合同登记号 ：18-2023-124

XIAOHUADAO LIXIANJI
消化道历险记

著者
[美] 玛丽·罗琦
译者
康婉晖
出版人
潘晓山
策划编辑
吴 炜
责任编辑
王梦娜 李 蓓
营销编辑
周 洋
出版发行
湖南科学技术出版社
社址
长沙市芙蓉中路一段 416 号
泊富国际金融中心
网址
http://www.hnstp.com
湖南科学技术出版社
天猫旗舰店网址
http://hnkjcbs.tmall.com
邮购联系

本社直销科 0731-84375808
印刷
长沙鸿和印务有限公司
厂址
长沙市望城区普瑞西路 858 号
邮编
410200
版次
2023 年 7 月第 1 版
印次
2023 年 7 月第 1 次印刷
开本
880mm×1230mm 1/32
印张
9.5
字数
210 千字
书号
ISBN 978-7-5710-2177-1
定价
68.00 元

献给莉莉和菲比，和我的兄弟瑞普

目录
Contents

序 言

1968年，美国加州大学（University of California）伯克利分校的校园里，6个年轻人做了件非同寻常、史无前例的事。尽管处在当时的大时代背景下，这件事却并未涉及任何非暴力反抗或者精神药物。又鉴于它发生在营养科学系，我甚至没把握说参与者当时穿着喇叭裤，或是留着夸张的连鬓胡。我只知道一些基本的事实：这6个男生在一间代谢室里待了整整两天，测试用死细菌制成的食物。

当时正值狂热太空探索的初期，美国国家航空航天局（NASA）一直心心念念向往着火星。一艘装有两年太空任务所需食物的宇宙飞船，因其巨大的负重是不太可能发射升空的。因此，这促使人们去研制开发可"生物再生"食品。所谓"生物再生"，通俗来说，就是用宇航员的代谢废物来制作食物。那篇论文的题目精妙地总结了这项研究的结论："人类无法耐受把细菌作为食物。"抛开头晕恶心、12小时内排13次便不说，受试者H认为仅仅出于美学的考量，这项研究就应该被搁置。灰白色产气杆菌（*Aerobacter*）被做成糊糊，据说有一种令人不快的黏腻质感，真养产碱杆菌（*H. eutropha*）尝起来有一股"卤素味"。

营养学领域的一些人对这些研究持怀疑态度。我在一个关于人造太空食品的文章里发现这样一段话："人们不是在摄取营养素，而是在食用食物，不仅如此，他们吃的是整顿饭。虽然对于一根筋的生物化学家或者生理学家来说，这一层面的人类行为可能看起来无关紧要，甚至琐屑无聊，但它仍然是人类境况中根深蒂固的一部分。"

这说到点子上了。伯克利团队在寻求解决方案的热情中或许丧失了一点客观判断力。当你尝到"路灯味儿"的时候，也许就该从营养学实验中休息一会儿了。不过我还是希望为这些"一根筋的生物化学家或者生理学家"说句话辩护一下。作为一名作家，我存在的意义就是为这些男女科学家们写书，他们解决着别人想不到，或者甚至没有勇气去问的问题：那位胃部研究的先驱威廉·博蒙特（William Beaumont），他用舌头舔过男仆胃上的瘘孔；瑞典内科医生阿尔戈·基-阿伯格（Algot Key-Åberg）将尸体搁在餐厅的椅子上研究胃的填充能力；弗朗索瓦·马让迪（François Magendie），第一个确定肠道气体化学成分的人，他的研究得到了四名法国死刑犯的协助，他们在消化最后一餐时被送上了断头台；大卫·梅茨（David Metz），费城治疗消化不良的专家，他用X光拍摄了一段大胃王一次吞下两个热狗的录像，想看看这是否能揭示什么是消化不良；当然，还有我们的伯克利营养学家们，他们用勺子把细菌舀到餐盘上，然后像志忑的大厨们一样退到一边，观察食客们的反应。那顿饭糟透了，但这个实验无论好坏，都启发了这本书的写作。

当谈到关于吃的著作，在烹饪的嘈杂声中很难听到科学的声音。正如我们用华美高尚的爱情来装点性欲一样，我们用高雅的烹饪和鉴赏来装饰食欲。我喜爱费雪（M.F.K. Fisher）和加尔文·特里林（Calvin Trillin）的作品，但我也同样热爱迈克尔·莱维特（Michael Levitt，著有《对肠胃胀气病人的研究》）、道尔顿（J. C. Dalton，著有《对菜园蛞蝓能否在人的胃里生存的实验调查》）以及约翰森（P. B. Johnsen，著有《池塘养殖鲶鱼风味描述词辞典》）的著作。我倒不是说我对美食不感兴趣，我想说的是人体

器官 —— 以及研究它们的可爱而且与众不同的科学家们 —— 至少和摆盘精致的美食一样有趣。

的确,人们吃的是整顿饭,但他们也是在摄取营养素。人们把食物磨碎成一个湿润的食团,然后被球场人浪那样的连续收缩波运送到一个装有盐酸、会自行揉捏的袋子里。食团随后被倒入一个管状的过滤场,在这里它会转化为人类历史上最难以启齿的禁忌。午餐只是一场序幕。

我的人体解剖学入门老师本身缺失了很多内容,它是克拉夫林夫人(Mrs. Claflin's)的科学教室里无头、无四肢的塑料人体躯干模型①。模型的胸部和肋骨被切掉了,仿佛它经历过某种难以言状的工业事故,只剩下一套可拆装、令人毛骨悚然的完整器官。躯干模型放在教室后面的一张桌子上,每天都要忍受着五年级学生拆下来装上去的来回折磨。它的本意是为了向孩子们介绍他们身体的内部构造,但在这一点上,它彻底失败了。器官模型可以像拼图一样组合在一起,整齐得像肉铺玻璃柜里排列的肉品一般②。消

---

① 时至今日还有类似的产品(2013 年),产品名称诸如"双性别头部可拆卸人体躯干"和"豪华版十六部位人体躯干",使得教育用品目录中增加了连环杀手、性犯罪的非法刺激品。

② 实际上,内脏更像是一锅炖肉,而不是柜台上摆放整齐的肉品。人们对这一事实错误认知了几个世纪。维多利亚时代对秩序的追求是如此的强烈,以至于移位的器官都被当作是一种疾病。误导医生的并不是塑料模型,而是尸体和手术患者——他们的器官因身体水平放置而浮得更高。X 光技术的首次问世催生了一股对"掉落器官"进行矫正手术的风潮,致使数百个脏器被"多此一举"地缝到"正确"的位置。实际上,因为患者是坐着进行 X 光检查,所以内脏会向下垂落。

化道可以拆成几个部分，食道可以与胃分开，胃又能从肠道上拆下。一个更形象准确的教学工具应该是几年前在网络上流行的那种编织消化道：一根从口腔到直肠的管道。

"管道"其实是一个不太恰当的比喻，因为它会让人觉得消化道的形状从头至尾都一样。消化道更像是一排长条状的平房：长长的结构，一个房间接着另一个房间，每个房间的外形和功能各异。就像你不会把厨房当作卧室一样，一个在消化道小小的旅行者也不会错把口腔当作胃，或当作结肠。

我曾经借助一个胶囊摄像头，以那个小消化道旅行者的视角参观过消化道。胶囊摄像头是一个状如超大复合维生素片的微型数码摄像机。它像一个拿智能手机记录生活的中学生一样记录下它的旅程，它向前移动的每一秒都在抓拍着。在胃里面，图像是浑浊的暗绿色，还有少许漂浮的沉淀物，看起来就像是《泰坦尼克号》纪录片中的片段。几个小时后，在胃酸、酶和胃肌肉搅拌的共同作用下，所有食物（除最有韧性的部分和胶囊摄像头之外）都会变成糊状物 —— 食糜。

最终，就算是胶囊摄像头也会被送到这条航道的末端。当它"攻破"幽门 —— 胃到小肠的入口时，内部的装饰风格突然变了。小肠内壁是像红肠一样的肉粉色，郁郁葱葱地长着约1毫米长的凸出物，称为肠绒毛。绒毛增加了小肠吸收营养素的表面积，它们就像毛巾上的小圈圈。相比之下，结肠内表面则光滑得如同保鲜膜，它肯定不会是一条好用的浴巾。结肠和直肠 —— 消化道的最远端 —— 主要是作为一种废物处理设施：储存并使其干燥。

克拉夫林夫人用作教学的躯干人没有展示出器官的功能，因为看不到它的内表面。小肠和大肠呈现出的是一个相互缠绕融合在一起的整体，就像一个被砸到墙上的大脑。不过我还是要感谢这位躯干老兄，因为敢于探索肚皮的另一端，即使是塑料的肚皮，也等于是拉开了探究生命本身的帷幕。尤其当我知道在我肉色的躯体内存在着一个平行世界，我就愈发觉得生命既让人惊骇又令人着迷。我把这间五年级教室当作一个起点，从这里开始，好奇心压倒了嫌恶、害怕或其他一切使人对身体失去兴趣的感受。

　　早期的解剖学家一定是怀着那样的好奇心。他们就像走进一块未探索的新大陆一样走进了人体。他们用地理学的要素命名身体各个部位：甲状腺峡、胰岛、骨盆峡。几个世纪以来，消化道一直被称为"食物运河"。想象一下，一个人的晚餐沿着宁静、蜿蜒的航道顺流而下，消化和排泄过程就如同乘船游览莱茵河一样惬意，这是多么美妙啊！这种心境，这种情感——探索未知的兴奋感以及游历异邦的惊喜感——正是我希望这本书能够带给你的。

　　不过这可能需要费点功夫，大众对此更普遍的态度是厌恶。有一些人，如厌食症患者，他们一想到自己肚子里食物的样子就恶心得没了食欲。在印度婆罗门的传统中，唾沫是一种效力很强的宗教仪式性污染物，以至于嘴唇沾有一点唾沫星子也是一种污秽。还记得为了写上一本书，我曾和主管NASA电视节目的公共事务部工作人员聊过天。他说摄像机一般放置在工作人员穿梭往来的调度中心，如果拍到员工在办公桌前吃午餐，摄像机就会迅速移开。在餐厅里，宴饮交际分散了我们对营养素摄取和口腔咀嚼这一生物学现实的注意力。但若是一个人独自吃三明治，就会体现出他的本质：一个在满足需求的有机体。就像在满足身体其他需求时一样，我们都不愿意在此过程中被他人所注视。进食以及由进食引起的一系列让人反感的过程，就像交配和死亡一样，都是忌讳。

但这些禁忌却正合我胃口。消化道的深处蕴藏着丰富而与众不同的故事宝藏，大部分都还没被挖掘出来。作家们分析大脑、心脏、眼睛、皮肤、阴茎、女性主义地理学（Female Geography），甚至是头发①，却从未对嘴和其下面的管道下过手。这件脏活就交给我吧。

就像一口美食的探险历程，你会从一端开始，逐渐到达另一端。虽然本书不是一本实用的健康指南，但是它会满足你对消化道迫切或不那么迫切的好奇心——充分咀嚼食物可以降低债务吗？如果唾液中满是细菌，为什么动物还会舔舐伤口呢？为什么自杀式袭击者不把炸弹藏在直肠里？为什么胃不会把自己消化掉？为什么嘎嘣脆的食物如此诱人？便秘会致命吗？猫王是死于便秘吗？

说来你也许不相信，但我的目的不是要恶心你。我已经尽量以我的方式努力克制自己了。我知道一个域名为"便便报告"（<u>www.poopreport.com</u>）的网站，但我没去浏览。当我无意间在某论文的

---

① 《头发》（*The Hair*），查尔斯·亨利·伦纳德（Charles Henri Leonard）著，1879 年出版。从这本书中我才得知有展览展出用画框装裱过的总统头发，目前陈列在美国国家历史博物馆（National Museum of American History）。展览展出的是美国第一任到第十四任总统的头发，其中包括约翰·昆西·亚当斯（John Quincy Adams）那绺粗糙、灰黄色、"有些怪异"的头发。伦纳德这个人也有点怪异，他有一次在剧院中计算出"一头中等长短、营养程度适中的头发就能承受两百个观众的重量"，对此我还想补充一点，这让在剧院度过的那个夜晚更加难以忘怀。

参考文献中发现一篇名为《患病刺猬粪便气味介导对扁虱的嗅觉吸引力》的论文时，我抑制住了阅读它的冲动。我不希望你们说，"这好恶心。"我想让你们说，"我本以为会觉得恶心，但这本书真的很有趣。"好吧，可能还是会有一点点恶心。

第 1 章　**先整个鼻子:**

　　　　　　品尝远不止于尝

感官分析师苏·兰斯塔夫（Sue Langstaff）有一辆哈雷摩托车。兰斯塔夫骑着它去旅行一定可以体会到诸多乐趣，但是她向我提到最享受的，是那种户外或美妙或奇特的气息扑鼻而来的感觉。这是一种盛大而持久的非主动吸闻[1]。而这也是狗狗喜欢把头探出车窗外的原因：它们不是因为喜欢风吹过毛发的感觉，而是在享受美妙的嗅觉盛宴。如果你有像狗狗或苏·兰斯塔夫那样的鼻子，你也会用鼻子来"欣赏"沿途的风景。这是从兰斯塔夫的鼻子中嗅到的，加州29号高速公路纳帕（Napa）至圣赫勒拿（St. Helena）路段：割过的草地，葡萄酒列车车头散发的柴油，喷洒在酿酒葡萄上的二氧化硫，宝缇意大利餐厅（Bottega Ristorante）的蒜香，纳帕河退潮时的腐植，戴普斯（Demptos Cooperage）橡木桶公司的烤橡木，卡利斯托加（Calistoga）水疗馆的硫化氢，"上帝餐厅"（Gott's）的烤肉烤洋葱，白宫道酒庄（Whitehall Lane）露天发酵罐里挥发的酒精，葡萄园耕地机后飞扬的尘土，"烧烤芥末"餐厅（Mustards Grill）的熏肉，耕地的肥料，干草。

"品酒"意义上的品，以及苏·兰斯塔夫在评价一个产品时所做的事情，其实主要是闻。如果可以被用作诸如"品尝"（tasting）

---

[1] 简单说一下吸闻。如果没有吸闻（或者一辆哈雷摩托车），你只能闻到周围最浓烈的气味，闻不到其他气味。在正常呼吸时，只有百分之五到百分之十吸入的空气能到达鼻腔顶部的嗅觉上皮细胞。

研究嗅觉的科研人员在需要一种可控而且强度一致的吸闻时用的是嗅觉测量仪传送的"气味脉冲"。这项技术取代了更猛烈的"冲击波式嗅觉测量仪"，也淘汰了那种最原始的嗅觉测量仪。最原始的嗅觉测量仪连接着一个由玻璃和铝制成的叫作"气味相机（camera inodorata）"的盒子。（在1921年，发明这件仪器的科学家令人惊恐地写道："将受试者的头部置于盒内。"）

或者"闻"（smelling）这种动词的话，更确切的动词应为"风味（flavoring）"。风味是味觉（舌头表面尝到的味道）和嗅觉的结合，但以嗅觉为主。人可以感受到5种味道——酸、甜、苦、咸、鲜——以及几乎无数种气味。吃的感官体验80%~90%都是嗅觉感受。兰斯塔夫即使扔掉她的舌头也可以合格地完成她的工作。

她的工作，类似于一种感官"法医"。"人们过来问我：'我的酒臭了，怎么回事？'"兰斯塔夫可以识别这种臭味。异味——或专业用语"缺陷"（defects）——可以表明哪里出了问题。橄榄油有稻草或干草的风味，说明干燥后的橄榄有问题；啤酒有一股"医院"味，表明啤酒厂用的水可能含氯，甚至即使只是用它冲洗过酿酒设备；红酒有"皮革"味和"马汗"味说明红酒已被酒香酵母（*Brettanomyces*）所污染。

鼻子相当于一台人肉气相色谱仪。当你咀嚼食物或者把红酒含在温暖的嘴里时，芳香气体会被释放出来。当你呼气时，这些"挥发成分"会飘过鼻后孔（位于口腔后方的内部鼻孔，internal nostrils）[①]与鼻腔顶部的嗅觉感受器结合。这种内部嗅觉的学名为鼻后嗅觉（retronasal olfaction）。我们更熟悉的用外鼻孔吸闻而产生的嗅觉称为鼻前嗅觉（orthonasal olfaction）。气味信息随后传递到大脑进行扫描匹配。专业鼻子与普通鼻子的区别，不在于它对食物或饮品中的各种气味有多敏感，而在于它是否具有区分、鉴别多种气味的能力。

---

① 在网络上搜索医学名词"鼻孔"（nostrils）时出现了这样的结果："Nasal Nare 优惠！亚马逊金牌会员免运费两天送达。"他们真的在占领这个世界。

比如像这样："樱桃干。糖浆——黑糖浆。"这是兰斯塔夫在吸闻一种叫诺尔（Noel）的烈性黑啤酒。我们现在在"啤酒革命（Beer Revolution）"，位于加州奥克兰的一家酒吧，这里有各种各样的啤酒存货，还有点臭鼬味①。我在那里有一间办公室（是指在奥克兰，不是酒吧），而兰斯塔夫的父亲正在那儿住院。在酒吧，她可以用酒来演示感官分析的过程，于是我们点了4杯。当然，只是为了给我示范。

总的来说，兰斯塔夫不是个健谈的人。她讲话声音较低，语调从容，情绪也没有太大的起伏，既没有着重号也没有感叹号。她问我："玛丽，你想要哪种啤酒？"时，声调在句末降了下去。而当她把鼻子对着玻璃杯时，某个开关就被打开了。她的兴趣和专注使她浑身散发着光芒，她坐得更直，语速也变得更快了。"我觉得这个闻起来也有篝火的味道。有烟熏味，像是木头那种，烧焦的木头。像雪松木柜，还像雪茄、烟草、黑色的东西、冒烟的夹克的味道。"她从杯子里啜了一口："我嘴里现在感受到的是巧克力味。焦糖、可可碎……"

我也闻了闻面前的那杯啤酒，抿了一口，用舌头抵着酒在嘴里转了一圈，然后脑袋一片空白。我可以感受到这酒很浓烈，风味很复杂，但是不能辨别出任何一种单一味道成分。为什么我不行呢？

---

① 在"啤酒缺陷诊断论（Defects Wheel for Beer）"上，"臭鼬味"介于"臭鸡蛋味"和"罐头玉米味"之间。（兰斯塔夫为葡萄酒、啤酒和橄榄油中的异味设计制作了诊断论。）在没有臭鼬的情况下，通过将啤酒氧化（换言之就是使其暴露在空气中，如将啤酒洒出或将半满的酒杯敞口放置），就能使啤酒散发出淡淡的臭鼬味。

为什么对我来说找到描述味道和气味的词语那么难呢？一方面，嗅觉与其他感官不同，我们不是有意识地处理嗅觉信息。输入的嗅觉信号会直接进入人的情感和记忆中枢。兰斯塔夫对气味或味道的第一印象可能是一道彩色的闪光、一幅画面、一种温暖或凉爽的感觉，而不是一个形容词。在兰斯塔夫的脑袋里，一杯诺尔啤酒中有吸烟装；充满酒花香、树脂香的印度淡色艾尔啤酒中有圣诞树。

另一个原因是，人的视觉功能比嗅觉功能更发达。我们处理视觉信息的速度要比处理嗅觉信息的速度快10倍。2001年，在法国塔朗斯（Talence），波尔多大学（University of Bordeaux）的1名感官科学家和一些酿酒学家合作的一项著名实验验证了一个事实：视觉和认知信号可以轻而易举地胜过嗅觉信号。在这项实验中，他们要求54名酿酒学专业的学生用标准葡萄酒风味描述词形容一杯红葡萄酒和一杯白葡萄酒。在第二轮品尝中，白葡萄酒样品与第一轮品尝的白葡萄酒相同，但与白葡萄酒配对的"红"葡萄酒实际上也是完全相同的白葡萄酒，只不过被偷偷染成了红色（添加的红色素已测试过确保不会影响酒的风味）在描述红色的白葡萄酒时，学生们没有用他们在第一轮中使用过的形容白葡萄酒的术语，而是用了红葡萄酒描述词。论文的作者写道："品酒者忽视了嗅觉信息。"他们确信自己品尝的是红葡萄酒。

对气味和风味的口头表达能力不是与生俱来的。在婴儿时期，我们通过说出看到的东西来学习说话。"婴儿指着一盏灯，妈妈会说，'是的，灯。'"费城莫奈尔化学感官中心（Monell Chemical Senses Center）的生物心理学家约翰·伦德斯特姆（Johan Lundström）说："但是如果宝宝闻到一种味道，妈妈什么也不会说。"在生活中，我们都是通过视觉信息进行交流。没有人会说："闻到烤热狗味就向左转。"虽然苏·兰斯塔夫可能是个例外。

"在我们的社会，认识颜色很重要。"兰斯塔夫在酒吧优惠时段①的喧闹声中说道。我们需要知道绿灯和红灯的差别，但是区分苦味和酸味、臭鼬味和酵母味、焦油味和焦味却不是那么重要。"没人会在意。它们都很难闻。但如果你是酿酒师，这就极其重要了。"啤酒和葡萄酒的酿酒师通过接触不同味道来学习，逐渐磨砺他们的专注力，深化他们的认知。通过吸闻以及对比不同批次和不同成分，他们学会风味描述这门语言。"这就像在听交响乐。"兰斯塔夫对我说，"最开始你听到的是整个和声，但随着时间的推移和注意力的集中，你逐渐学会了分解这些声音，你能听到低音管、双簧管和弦乐器。"②

就像对音乐的感受力一样，有些人似乎天生就更擅长感受味道。也许他们有更多的嗅觉感受器，或者他们大脑的构造不同，抑或两者皆有。兰斯塔夫在很小的时候就喜欢闻父母的皮具。"钱包、公文包、皮鞋。"她说，"我小时候很古怪。"我的钱包就放在桌上，我想都没想就把钱包拿起来放到她鼻子底下。"嗯，不错。"

---

① 译注：原文为 Happy Hour，为一天中的某个时段（通常是下午下班时间后的 1 小时），一些美国餐厅或酒吧的饮品、小食会打折。
② 在 2010 年，发明家乔治·伊潘（George Eapen）和零食巨头菲多利（Frito-Lay）使这一比喻超越了隐喻的范畴。他们申请了一个专利系统，在这项专利中，消费者可以扫描零食袋包装上的条形码，下载 15 秒的交响乐片段，不同的乐器代表了不同的风味成分。伊潘在他的专利里举了一个莎莎酱味道玉米片的例子。"一段钢琴前奏对应了人们刚入口的香菜味……整个乐队的部分大约在人们尝到绿番茄和青柠口味的时候出现……第二段旋律对应的是墨西哥辣椒赋予的辣味。"第 7942311 项美国专利包括了体验莎莎酱口味玉米片的乐谱。

她说，虽然我没看到她闻。这项带有如大猩猩表演性质的工作有时也会令人厌烦。

虽然不能忽视基因的差异，兰斯塔夫认为感官分析工作主要还得靠练习。业余爱好者或初学者可以通过类似酒鼻子（Le Nez du Vin）这种工具包来学习。酒鼻子中的每个小瓶子里装有参照分子，即由构成天然风味的化学物质中分离得出的样品。

简单介绍一下化学物质和风味的关系。所有的风味本质上都是化学物质。食物也一样。不论它是有机食物还是刚采摘的新鲜作物，不论是加工食品还是纯天然食品，不论是植物性或是动物性食品，本质上都属于化学物质。新鲜菠萝特有的香味，其实就是3-甲硫基丙酸乙酯，再加一些内酯、烃类和醛类。刚切片的黄瓜的清香，是2,6-壬二烯醛。熟透的洋梨溢出的香气：是2,4-癸二烯酸乙酯。

在我们桌上放着的4杯啤酒中，兰斯塔夫最喜欢的是口味最淡的草莓麦啤。我最喜欢的是印度淡色艾尔，但对她来说，这不是一种"坐下来啜饮"的啤酒，而是一种佐餐喝的啤酒。

我问苏·兰斯塔夫——这位有着20多年经验的酿造业感官评价顾问、曾两度担任大美国啤酒节（Great American Beer Festival）的评委——如果要让她在印度淡色艾尔和百威之间选择，她现在会点哪个。

"我点百威。"

"不会吧，苏。"

"真的！"这个下午的第一个感叹号，"人们看不上百威，但这是一款非常好的啤酒。它纯净，清爽。如果你在除草，进屋后想喝点提神解渴的东西，你是不会喝这个的。"她指了指印度淡色艾尔啤酒。

在我今天带来的《啤酒风味词典》（*Beer Flavor Lexicon*）里包括的所有描述词汇中，兰斯塔夫只用了两个词来形容百威：麦芽香（malty）和麦汁味（worty）。她提醒我不要觉得复杂等同于质量好。"你在酒瓶上、葡萄酒杂志上看到的那些东西，那些堆砌的描述词，那不是感官评价，那是营销手段。"

对食物的品味——就个人喜好和鉴赏能力而言——是很主观的。它受当下的趋势和潮流影响，倏忽即变。嘴巴和鼻子的选择占三分之一，你的自我意识占了三分之二。即使是专业感官评价人员公认为有"缺陷"的风味，也可能变为一种显示优越感的品位。兰斯塔夫提到一家加州北部的小啤酒厂，他们直接把啤酒做成有"缺陷"的风味，向啤酒里加入一些已知有腐败作用的细菌菌株。无论是无心插柳，或是有意渴望引领潮流，人们几乎可以得到任何东西的味道。如果有人喜欢臭脚味的林堡（Limburger）奶酪或尸臭味的榴莲，他们应该会喜欢酸啤酒。（不过，对臭味的接受度还是有一定限度的。让橄榄油与罐底腐烂的沉淀物长时间接触，就会产生兰斯塔夫的"橄榄油缺陷诊断论"中列出的如下味道："尿不湿、肥料、呕吐物、坏了的萨拉米香肠、下水道里的渣滓、养猪场的废物池。"）

因为很难用味道去衡量质量，所以人们倾向于通过价格来衡量，这是错误的。兰斯塔夫已经有20多年的葡萄酒专业评估经验，在她看来，标价500美元的红酒和标价30美元的红酒的主要差别在于炒作。"一瓶酒卖500美元的酒庄和一瓶酒卖10美元的酒庄都会存在同样的问题。你不能说，如果它的成本低，那它就做得不好。"大多数时候，人们喜欢喝的甚至不是那瓶更贵的——只要他们看不见上面的标签。保罗·瓦格纳（Paul Wagner）是一位顶级葡萄酒评委，同时也是葡萄酒行业博客"Through the Bunghole"的创办者之一。他在纳帕谷学院（Napa Valley College）的葡萄酒营销课上玩了一个游戏：他让课上的学生（大多数都有几年的葡萄酒行业经验）对6种葡萄酒进行排名，酒的标签藏在棕色纸袋里（这招不错）。这6种酒瓦格纳都很喜欢，其中至少有一瓶价格低于10美元，有两瓶价格高于50美元。"在这18年来，每一次，"他对我说，"最便宜的酒平均分总是最高的，最贵的两瓶总是垫底。"在2011年，一款嘉璐（Gallo）赤霞珠的平均得分最高，而金玫瑰酒庄（Chateau Gruaud Larose）（生产零售价在60~70美元的葡萄酒）排在了末位。

一些无良商家正是利用这种心理，使想彰显自己地位的暴发户花一大笔钱买了假的波尔多葡萄酒。在美国，类似的情形与橄榄油有关。"美国是劣质橄榄油的垃圾堆积场。"兰斯塔夫告诉我。欧洲制造商们都知道美国人对橄榄油不存在鉴赏力。加州大学戴维斯分校（University of California at Davis）的罗伯特·蒙大维在葡萄酒与食品科学学院（Robert Mondavi Institute for Wine and Food Science）新成立的研究部门——橄榄中心（Olive Center）——旨在改变这一现状。

改变先从品尝入手。我不知道哪家酒庄第一个把品酒活动从酿酒师的舌尖引进到普通消费者的口中，但这绝对是一次天才的营销。品酒催生了葡萄酒爱好者、葡萄酒收藏、葡萄酒酒庄游览、葡萄酒杂志、葡萄酒大赛，还有葡萄酒瘾——所有这些加起来成就了一个数十亿美元的产业。橄榄树和葡萄具有相同的种植气候与土壤条件。纳帕谷里从事橄榄油行业的人一直在说："嘿，我们怎样能从橄榄油品评中分一杯羹呢？"

除了举办品尝活动，橄榄中心还聘请了兰斯塔夫来培训新成立的加州大学戴维斯分校橄榄油品尝小组（UC Davis Olive Oil Taste Panel）。品尝小组[或者更准确的说法是：风味品评小组（flavor panels）]通常由行业专家组成。但兰斯塔夫希望小组也对初学者开放，原因很简单：什么都不懂的人比自以为什么都懂的人更好培训。"选拔赛"就要开始了。最终肯定至少有一个新手在品评小组里。

橄榄中心的规模实际上没有听起来那么大。它位于罗伯特·蒙大维学院的感官楼（Sensory Building）的一层，只由一间办公室和一个公共前台组成。办公室橱柜的顶部堆满了橄榄油瓶和橄榄罐头。因为在橄榄中心没有多余的空间来举办品评小组选拔赛，所以他们就选在隔壁的西维拉多葡萄园感官剧院（Silverado Vineyards Sensory Theater）举办。这个剧院是感官楼里的学术报告厅和感官评价课的教学场所。（西维拉多出资建造了这个剧院。此外，每个座位都有一个赞助者，他们的名字被镌刻在相应座位的一小块匾上。）

兰斯塔夫进门的时候像一头驮骡。她肩上搭着三大袋手提袋，手里还拖着塞满橄榄油、笔记本电脑、水瓶和一堆纸杯的多层手推车。她身着灰褐色裤子，黑色运动凉鞋，还有夏威夷风格的短袖衬衫，不过上面没有海岛图案。她开始点名，一共有20个名字。他们当中有12个人会进入复赛，最终6个人会被选为品评小组准成员。

兰斯塔夫向未来的学员们阐述了基本规定：要到这来，要准时，要乐在其中。"我们以后会评估一些很差的橄榄油，你们必须把它们放进嘴里[①]。这是为了科学好，为了橄榄油好。我们在这里是为了帮助生产商，告诉他们某种橄榄油有哪些性质，是否有缺陷，他们在下一年可以做出哪些改进：比如更精心地对待橄榄，在不同的时间采摘，等等。"这项任务没有报酬，也不能报销7美元的停车费。借用专业橄榄油感官评价的一个描述词，在场的小组成员肯定都有些如坐针毡的"刺痛感"（prickle）。

"你现在可能在想，啊，那我真的不想参加了。心里犯怵的人现在可以收拾东西走人了。"但没有人行动。

"那么好吧。"兰斯塔夫审视了一下房间，"把挡板立起来。"她指的是用来把长桌分隔成单间的可拆装隔板。用这种办法，人们就不会受旁人的面部表情（或测试结果）的影响。被临时雇来的感

---

① 这还不是最糟糕的。1984年，宾夕法尼亚农业部门的一组科研人员招募了一批羊奶感官评鉴小组成员，让他们侦别一种难闻"山羊味"的来源，这种味道会偶尔污染羊奶。主要嫌疑者是发情公山羊的气味腺中散发出的一种难闻气味。但也可能是这样的情况："发情的雄鹿把尿液喷洒到下巴和颈部。"他们把从发情雄鹿、公羊的尿液、气味腺中分离出的五种刺激性化合物依次加入纯正香甜的山羊奶中。小组成员对每个有"山羊""腐臭"和"麝香味的瓜"这些风味的样品进行了评分。答案简单却耐人寻味。研究人员总结道："对'山羊味'的深入研究超出了本论文的范畴。"

官科学专业的学生像电视游戏节目中布置场景的助手一样，走上前把桌前插槽中的隔板拉出来，滑动到相应的位置。

我们每个人的面前都摆着一个塑料托盘。托盘里放着八个盖着盖子的小杯子，这是我们的第一个测试。杯子里装着有香味的液体，轻轻转动杯子，闻一闻，然后鉴别。一些样本鉴定起来似乎更容易：杏仁提取物、醋、橄榄油。我花了整整两分钟去辨别杏的味道。剩下的样品不论我闻了多少次，闻得多用力都回答不上来。《化学感官》（Chemical Senses）杂志中提到，一个"普通人类吸闻"的持续时间为1.6秒，体积约为500毫升。我花了两倍的力气去闻。我闻的时候就向一个嚷嚷着解释，试图让不会英语的人听懂我在讲什么的愚蠢美国人。后来我知道了其中一种是橄榄盐水的味道——那种瓶装或罐装橄榄浸入的盐水。20个参赛者中有13个了不起的选手都答对了，这反映了大多数参加选拔赛的选手水平。

下一项测试的是"三角检验"：三种橄榄油样品，其中有两种是相同的，我们的任务是鉴别出不同的那一种。我们有纸杯装的水用来漱口，有红色大塑料杯用来吐掉漱口水，红色塑料杯就是那种周末早上兄弟会房前的草坪和门廊上横七竖八的红杯子。今天杯子的红色仿佛是一种警告：别喝！兰斯塔夫坐在教室的最前面，看着报纸。

坐在"B.R.科恩酒庄"座位上的我进行得不怎么样。三杯橄榄油尝起来都是一个味道：一丝刚割过的青草味，略带有胡椒的余味。我没有尝到苹果、牛油果、甜瓜、木瓜、放久了的水果盘、杏仁、绿番茄、洋蓟、肉桂、猫尿、大麻、帕尔玛干酪、发臭的牛奶、创可贴、压碎的蚂蚁或其他任何不论好坏的橄榄油的味道。只要尝到其中任意一种味道我就能区分出来，但我没有。随着测试结束的时间越来越近，我嫌麻烦没有吐掉嘴里的橄榄油。我像饮茶一样啜饮着橄榄油。兰斯塔夫从她的眼镜上方瞟了我一眼。我用手掌擦了擦嘴唇和下巴，一抹闪亮的油渍被我擦了下来。

我们最后的考验是排序检验：排列5种不同苦度的橄榄油。这对我来说着实是一项艰难的考验，因为我不觉得其中任何一种橄榄油有苦味。我周围的人听起来都像是那种粗鲁地吸溜着喝汤的人，他们将橄榄油与空气混合，以释放出里面的芳香气体。我的舌头像兔八哥吃胡萝卜那样发出吧唧吧唧的声音，但仍是徒劳。我在远未到测试结束之时就停了下来。我做了一件向来是优等生的我一生中从未做过的事：放弃，然后猜答案。我放弃的一部分原因是受到了胃的召唤，它正在辛苦地应付着平生所未见的巨量纯橄榄油。

其他人离开之后，兰斯塔夫给我看了一些人的答案（姓名已被隐去）。那些在排序检验中表现出色的人（令人难以置信的是，有几个人的排序答案几乎完全正确）同时也注意到了第一次测试中的第7号气味不仅是橄榄油，而且是变质的橄榄油。20个参赛者中的4个橄榄油专家答对了这个细节。（我觉得那个变质的橄榄油闻起来不赖。我当时站在一个笨鼻子旁边，他在他的答题纸上写着："啊，可以用来蘸一块可口的面包！"）

我发现一个有趣的现象。那些在橄榄、橄榄油行业工作过的选手大都在三角检验和排序检验发挥极其出色，但是偶尔会有一些对我来说最普通、最明显的气味上遭遇滑铁卢。一位女生在最初的嗅觉测试中意识到了橄榄油是"变质的、发霉的"，却没有尝出杏仁提取物的味道。她答道："蔓越莓、果味、甜味、芦荟汁。"她形容人工黄油的味道（影院的爆米花味）二乙酰为："甘草糖、糖果、泡泡糖。"因为这些风味在她日常所处的橄榄世界里是不重要的，所以她闻不出这些气味也是情有可原。这个例子也印证了兰斯塔夫之前说过的希望招收新手的观点。像学习任何一门语言一样，熟练与精通是建立在接触与练习的基础上。（训练时间不短，感官品鉴专家的平均训练时间是60个小时。）

不过以我的情况，60个小时是远远不够的。晚上9点我收到了兰斯塔夫发给我的邮件："嗨，玛丽。希望你享受了这次选拔赛。很遗憾，你没有进入复赛。"

感官分析不仅限于位于纳帕谷的美食美酒产业。对于任何具有一定规模的食品和饮料产业，都有一批受过训练的感官评价小组成员以及相应的感官描述词。翻一翻感官科学领域的杂志，我见过关于羊肉、草莓酸奶、鸡块、腌制小银鱼、杏仁、牛肉、巧克力冰淇淋、人工养殖鲶鱼、陈年切达干酪、大米、苹果、黑麦面包和"重新加热味道"的风味辞典。

感官分析也不仅限于用来诊断异常，它对新产品的开发也会有帮助。感官品鉴专家组会保证在改动配方时（比如降低脂肪或盐的含量），原有产品风味仍能为人所接受。他们与市场营销研究人员密切合作，当目标消费人群更喜欢某种产品，比如说更喜欢某种沙拉酱（或者竞争对手的一种沙拉酱），公司可能就会要求感官评价成员找出更受欢迎的产品的那些突出特征。随后，食品科学家就可以根据这些特征来调整配方。

为什么用人类品鉴而不是实验室设备呢？因为实验仪器会从两种产品中分析出几十种化学成分①的差异。如果没有人类作为评估者，就不可能给那些差异以赋予感官的意义。在几十种化学成分的差异下，哪一种能引起人类可察觉的风味变化呢？又有哪一种是低于人类的感受阈值因而察觉不出呢？简而言之，哪些化学成分能真正影响到消费者口中和心里的感受呢？"而且你不能直接问消费者。"兰斯塔夫对我说，"你如果问消费者，'为什么这个更好吃？'他们会说，'因为我更喜欢这个。'"消费者的风味辞典里只有单薄的两个词：真香和真难吃。

顺便提一点，感官评价人员对产品的个人喜好是不重要的。他们可能哪个样品都不喜欢，甚至不喜欢这一类食品。（比如兰斯塔夫，她很少为了消遣而喝啤酒。）"你不会问你的气相色谱仪是否喜欢它正在分析的橄榄油样品。"兰斯塔夫在选拔赛时跟我说。我们的目标是尽可能中立和理性分析，越像斯波克②越好。

这或许可以解释为什么加拿大的一个科研小组找到了九名愿意给猫罐头编撰风味辞典以及一系列品尝方案流程的人。让人类品尝猫粮，而且他们还不能对此感到难为情。评估猫粮中"肉块"部分（"肉汁冻"有其单独的方案流程）的方案规定，样品需"在嘴里搅拌、咀嚼10~15秒，并且咽下一部分样品"。

---

① 或许还有更多。《水果和蔬菜风味手册》(*Handbook of Fruit and Vegetable Flavors*) 内含一份四页长的表格，上面列出了从新鲜的菠萝中鉴别出的芳香类化合物：总共716种化学物质。
② 译注：美国电视剧《星际迷航》中的角色。他是一位半人类半瓦肯人的外星人，而瓦肯人的一大特点是逻辑性极强同时缺少情感细胞。

他们的想法是编出一种规范，一种能翻译出猫猫无声的偏好的方法。理论上，食品公司可以通过人类品尝者以及猫喜欢的食物的感官资料来预测新配方是否能够成功。但实际上，这种方法还未真正奏效过。

因为有人担心人们会由于对品尝猫粮有种"强烈的消极态度"而在项目结束前就放弃，所以在最初筛选品评小组时，申请人除了需要描述猫粮，还需要根据他们对猫粮的喜爱程度打分。（看到平均评分时我惊呆了，它竟然介于"有一点喜欢"和"既不喜欢也不讨厌"之间。）多亏这个不寻常的数据库，我们现在知道了人类更喜欢金枪鱼味或草药味的猫粮，不喜欢风味描述词为"腐臭""内脏味""谷物味"或"糊味"的猫粮。

但是下一章我们即将看到，人类，终究不是猫。

第 2 章　**我要吃腐胺：**

　　　　　　你的宠物可不像你

尽管AFB国际（AFB International）有着这样一个让人摸不着头脑的名字，尽管它的办公园区毫无特色可言，但是你坐到会议室的那一瞬间就知道这个公司是干什么的了。会议室闻起来像狗粮，其中一面墙全是玻璃，透过玻璃可以看到一个小型宠物粮食挤压车间。在车间里，穿着白大褂和蓝色卫生鞋套的工作人员推着吱吱作响的金属手推车。AFB公司生产干性宠物食品的调味涂层。要想测试涂层，他们首先需要制作小批量的原味干燥食品，然后再加涂层。随后，加了调味涂层的食品会交给消费者品评小组来征求反馈意见。小组成员有斯班吉、托马斯、斯基普、猪排、穆罕默德、埃尔维斯、桑蒂、贝拉、扬基、菲姬、墨菲、林伯格以及其他大约300只猫狗。它们住在AFB"适口性评估资源中心"[Palatability Assessment Resource Center（PARC）]，距离位于圣路易斯郊区的公司总部约1小时车程。

AFB公司副总裁帕特·穆勒（Pat Moeller）、其他几名工作人员和我围坐在一张椭圆形会议桌旁。穆勒是个讨人喜欢，说话直率的中年人。他有一张樱桃小口，嘴唇是很自然的深红色，上嘴唇状似丘比特之弓，不过说他的外表很女性化也是不准确的。穆勒曾是NASA的顾问，他看起来就像那里的人。穆勒说，宠物食品专业人士面临的根本挑战是如何平衡宠物和主人的需求。这两者往往是冲突的。

第二次世界大战期间，以谷物类为基底的干性宠物食品开始流行起来。当时罐头食品由于锡的定量供给而停止生产，其中包括用马肉制成的狗粮罐头（大约在美国人逐渐接受汽车并开始把用作坐骑的马卖给屠宰商的时候，市场上出现了大量马肉罐头）。不管宠物们对这一变化作何反应，主人们倒是都很高兴。干性宠物食品没那么脏也没那么臭，而且更方便。正如斯普拉特专利猫粮（Spratt's Patent Cat Food）的一位忠实顾客不久前所说的，这些小饼干"既方便又干净"。

为了同时满足宠物的营养需求和宠物主人对产品便宜、方便、干净的要求，主流宠物食品制造商将动物脂肪与含大豆、谷物的膳食相混合，再添加维生素和矿物质，这就生产出了便宜且营养但没有动物愿意吃的小圆球。因为猫和狗不会自愿选择吃谷物，穆勒说："所以我们的任务就是想办法诱使它们吃足量的食物来确保它们获取充分的营养。"

这时就需要"增味剂"（palatants）登场了。AFB的主要经营项目是为可食用挤压成形物设计粉状调味涂层。穆勒从菲多利（Frito-Lay）跳槽至AFB，他原来在那里的工作是为可食用挤压成形物设计粉状调味涂料。他承认，这两份工作有很多相似之处。没有粉状涂层的奇多尝起来几乎是没有味道的[①]。同样的，方便食品里的调味料基本上就是给人吃的增味剂。可微波加热的方便食品里的鸡肉只有很淡的味道，甚至没有味道，食物的味道几乎全部来自酱料——这是经过精心设计的。穆勒说："人们想要的是一种基底食物，然后可以在上面加2种、3种，甚至更多种不同的酱料，产品只需要一条完整的生产线。"

宠物食品之所以有各种各样的口味，是因为我们人类喜欢[②]，

---

① 穆勒尝过没有涂层的奇多，他觉得像不加糖的膨化玉米麦片。

② 或者说那是我们认为我们所喜欢的。实际上，一般人通常吃的食物种类不超过 30 种。做这项统计的华盛顿大学肥胖研究中心（University of Washington Center for Obesity Research）主任亚当·德莱诺斯基（Adam Drewnowski）说："种类非常有限。"大多数人在 4 天内就可以吃遍所有愿意吃的选择。

而且我们以为宠物也喜欢我们所喜欢的。我们错了，"尤其对于猫来说。"穆勒说，"改变往往比一成不变更困难。"

坐在我对面的南茜·罗森（Nancy Rawson）是AFB公司的基础研究部主任，也是动物味觉和嗅觉方面的专家。她提到野猫差不多算是"单一饮食者"（monoguesic），意思是它们更喜欢坚持一种口味。即使是家猫也是要么捕鼠，要么猎鸟，不会两者都做。不过不用担心，"金枪鱼零食"和"禽肉饼"之间最主要的区别在于它们的名字和包装上的图片。"也许其中一种有更多的鱼肉成分，另一种有更多的鸡肉成分。"穆勒说，"但是它们的味道可能也没什么变化。"

近年来，美国人把自己对食物的不安和偏好强加到自己宠物身上的程度已经变得荒谬。一些AFB的客户已经开始为百分之百素食猫粮做市场推广。要知道，猫是我们所说的纯食肉动物，它们的天然饮食是不含任何植物的。

穆勒歪了下头，眉毛轻轻上扬。他的表情仿佛在说："顾客就是上帝。"

南茜·罗森知道如何让猫吃完它的蔬菜。焦磷酸盐被形容为"猫的可卡因（cat crack）"。将它涂在干猫粮上，宠物食品制造商就可以弥补很多味觉上的缺陷。罗森的办公室里有3种焦磷酸盐，装在普通的棕色玻璃瓶里，它们平淡无奇的样子隐约增添了一丝不祥之感。我提出想尝一尝它们，我猜此举赢得了她对我的一些好感。酸式焦磷酸钠（sodium acid pyrophosphate）是AFB创始专利的一部分，被亲切地称为SAPP，但是这家公司的员工几乎从未要求过尝一尝它。罗森觉得这很奇怪，我也这么认为，尽管我也接受别人会觉得我们俩才奇怪的这种可能性。

罗森今天穿了一条印花长裙，配着棕色低跟靴和一件紫红色羊毛衫。她又高又瘦，有着宽大而优雅的颧骨和颌骨。她看起来是那种本可以做T台走秀模特，但听到这个说法又会有些许反感的人。她聪明又努力，以一种别人会觉得没必要的努力程度投身于宠物食品行业。她在AFB工作之前是金宝汤公司（Campbell's Soup Company）的营养学家，再之前，她在莫奈尔化学感官中心做动物味觉和嗅觉研究。

罗森拧开一个瓶子，将透明液体倒入塑料杯中直至一指头高。虽然宠物食品增味剂大多以粉末状存在，但是液态更适合品尝。要想尝到味道，味觉分子[（molecules of the tastant）人们尝的那个东西]需要溶解在液体里。液体流进舌乳头的微小狭缝中，与覆盖味觉接收细胞的"蓓蕾"——味蕾——相接触。这是我们要感谢唾液的一个原因。此外，这也解释了浸过咖啡的甜甜圈的强大魅力。

味觉是一种化学接触。味觉细胞是一种特殊化的皮肤细胞。如果你长有能把食物拿起来放进嘴里的双手，那么味觉细胞长在舌头上也不是没有道理的。但如果没有这样的手，比如苍蝇，味觉细胞长在脚上反而会更有利。"它们落在某个东西上叫道：'呀，是糖！'"罗森很努力地在模仿一只苍蝇，"它的口器随后会自动伸出来吸取液体。"罗森有一个同事是研究小龙虾和龙虾的，它们用触须来品尝味道。"我总是羡慕嫉妒那些研究龙虾的人。他们先研究触须，然后吃龙虾晚餐。"

味觉研究人员选择鲶鱼作为实验动物[1]，单纯是因为鲶鱼有很多味觉受体，它们遍布在鲶鱼的皮肤上。"鲶鱼基本可以算是一条游泳的舌头。"罗森说。对于无四肢的生物来说，这是一种很有用的进化适应方式。它们通过触碰来确定食物的位置，许多鲶鱼靠在河底的垃圾残渣中觅食。

我试着想象如果人类通过皮肤摩擦来品尝食物会是怎样一副光景。嘿，尝尝这个咸焦糖意式冰淇淋，太好吃了。罗森指出，鲶鱼在品尝食物时或许不会有意识地感知任何东西。鲶鱼的神经系统可能只是简单地指挥肌肉去进食。没有任何味觉体验的品尝想想似乎很奇怪，但你现在可能正在这样做。人类的肠道、喉头和食道上部其实都有味觉受体细胞，但是只有舌头上的受体会向大脑报告。"这是我们应当庆幸的。"罗森在莫奈尔时的前同事丹妮尔·里德（Danielle Reed）说，"否则，你会尝到诸如胆汁和胰腺酶这类东西的味道。"（研究人员认为肠道内味觉受体会对某些盐或糖这样的分子产生激素反应，以及对可能存在危险的苦味物质产生防御反应，比如呕吐和腹泻。）

我们觉得品尝是一种享乐追求，但对于动物界的大多数动物和远古时期的人类来说，味觉所扮演的角色更多是功能性而非感受性。味觉和嗅觉一样，是消化道的"守门人"，是对可能具有危险的元素（苦、酸）和我们身体需要（咸、甜）的营养物质进行的化学扫描。不久之前，一位名叫菲利普·克拉彭（Phillip

---

[1] 这就解释了20世纪80年代莫奈尔化学感官中心某些楼层总有一股莫名的沼泽地的气味。那里的地下室是一个巨大的鲶鱼池。

Clapham）的鲸鱼生物学家发给我一张照片，上面描绘了生物如果没有"守门人"会是什么后果。抹香鲸像大多数囫囵吞下食物的生物一样，它们的味觉系统极为有限，几乎算是不存在。那张照片是一幅黑白静物写真，展示了从抹香鲸胃里取出的25个物体。这看起来就像约拿[①]（Jonah）要在鲸鱼肚子里面过生活：一个大水罐，一个杯子，一支牙膏，一个过滤器，一个废纸篓，一只鞋，一个装饰性的小雕像。

扯得有点远了，言归正传。现在是时候尝尝增味剂了。我将杯子凑到鼻前，它没有任何气味。我用舌头舔了舔，我的5种味觉受体都无动于衷。它尝起来就像水里掺了某种奇怪的东西。味道不算太坏，但说不上是什么。总之不是食物的味道。

"可能这种说不上的味道只有猫才能尝到。"罗森说。也许是某种人类无法感知到的肉类味道成分。猫科动物对焦磷酸盐的热爱或许可以解释它们爱挑食的名声。"我们根据自己的喜好来选择宠物食品。"里德说，"然后当它们不喜欢我们选的食品时，我们就说它们太过挑剔。"

[①] 译注：约拿（Jonah）是旧约《圣经》中的一名犹太先知。有一回，上帝让他前往亚述国的尼尼微城，警告这个城市的人停止作恶，否则就要毁灭这座城市。因为亚述人是犹太人的敌人，约拿不愿意警告他们。为了逃避，约拿登上一艘开往他乡的商船企图一走了之。没想到，在海上上帝掀起狂风巨浪，商船眼看要沉了。船上的人陷入一片恐慌之中。有人提议抽签来看看是谁引来的这场灾难，结果抽出的是约拿。约拿承认由于自己违背了上帝的旨意，从而给大家带来了厄运，并请求大家把自己抛到海里。众人将约拿抛到海里后，大海立刻风平浪静了。上帝安排一头鲸鱼吞下约拿，让他在鱼腹里待三天三夜。三天后，鲸鱼将约拿从肚中吐到岸边。受到教训的约拿按照上帝的旨意，前去尼尼微城警告了当地居民。

我们无法知道或想象出猫口中的焦磷酸盐是什么味道。这就如同一只猫想象不出糖的味道。不同于狗或其他杂食动物，猫尝不到甜味。因为猫在自然环境下的饮食几乎不含碳水化合物（单糖[①]是碳水化合物的一种），所以没有这个必要。猫要么从来没有探测甜味的基因，要么它们在进化的路上失去了这种基因。

　　啮齿类动物正好相反，它们是甜味的奴隶。人们了解到啮齿类动物宁愿死于营养不良也不愿离开一滴糖水。在20世纪70年代的一项肥胖症研究中，吃了包括棉花糖、牛奶巧克力和巧克力碎饼干在内的"超市"不限量自助餐的大鼠，比吃了标准实验室饲料的大鼠体重多增加了269%。有些品种的小鼠会在一天内喝掉与自己体重相当的无糖汽水（diet soda）[②]，我猜你不会想做给小鼠更换饲养垫料那个工作的。

　　这是否意味着啮齿类动物吃甜食时感受快乐的方式和我们是一样的呢？还是这仅仅是一系列程序化的反应，受体发送信号然后信号驱动肌肉？丹妮尔·里德发给我的一段视频显示，啮齿类动物确实能有意识地感知并享受甜食的味道，其中一个片段是一只刚喝完糖水的小白鼠。视频是从它身体下方通过透明塑料板拍摄的，超慢动作播放可以看到它在舔嘴角周围的毛。[此时字幕显示的是舔嘴唇的科学术语"舌侧突（lateral tongue protrusion）"。]另一段视频是一只刚刚尝了一口苯甲地那铵（denatonium benzoate）的小白鼠。苯甲地那铵是一种苦味化合物，父母们会把它涂在小孩儿的指尖来

---

① 译注：单糖具有甜味。
② 译注：无糖指没有白砂糖，其甜味来自甜味剂。

防止他们咬指甲。这只小白鼠正在尽其所能摆脱这种化学物质。它摇着头，用毛茸茸的白色前肢摩擦着脸。它做着"哈欠"脸：嘴巴张得大大的，舌头伸出来吐掉令它不适的食物。[人也会这样做。这里显示的科学术语是"厌恶的表情（the disgust face）"。]

"如果味道极差，"里德跟我说，"它们会把舌头在垫料上使劲蹭，试图把它弄下来。"显然味道对它们来说很重要。

反过来说，没有味蕾的动物就不会从吃中汲取到乐趣吗？或者吃只是作为一项日常工作？是否有人观察过，人类在享受味觉乐趣时兴奋的大脑区域在这些动物里（比如一条正在吞老鼠的蟒蛇）是怎样的呢？里德不知道答案。"但毫无疑问，在世界上的某个地方，有一位科学家在努力尝试把一条活蟒蛇放进功能磁共振仪器中一探究竟。"

罗森指出，虽然蛇没有味觉，但是它们有一种原始的嗅觉。它们会伸出舌头去收集挥发性分子，然后收回舌头将其插入位于口腔顶部的犁鼻器来读取信息。蛇对它们喜欢的猎物气味异常敏锐，以至于如果你把老鼠的脸摘下来盖在（汉尼拔的风格）一种它们不那么喜欢的猎物的面部，蟒蛇仍会试图吞下这个猎物。[阿拉巴马大学（University of Alabama）蛇消化专家斯蒂芬·西科尔（Stephen Secor）几年前为国家地理（National Geographic）频道重现了这一幕。"屡试不爽，"他告诉我，"我能让蟒蛇吃个啤酒瓶，只要我把一个老鼠头放在瓶子上。"]

人类胎儿在发育过程中也会长出犁鼻器，尽管人们还不知道它是否具有功能。胎儿也并不会比蟒蛇能透露给我们更多信息。

罗森猜测，"当我们从原始汤（primordial soup）[1]中往外爬时，我们需要感知环境中的化学物质，以辨别哪个方向可行、哪个方向不可行"。这个器官便是这个时期遗留的产物。

罗森大致知道吃东西没有味觉是什么感受，她曾与被放疗破坏了味觉受体的癌症患者聊过，情况不是一般的糟糕。"你的身体在说，'这不是食物，这是硬纸板'，身体根本不想让你咽下去。无论你多么迫切地告诉你的大脑需要吃东西才能生存，你还是会干呕想吐。这些人实际上可能会被饿死。"罗森认识一位科研人员，他一直在研究是否能用浓烈的风味来弥补味觉的缺失。由上一章我们知道，风味的感受主要来自于嗅觉。味觉和嗅觉以我们意识不到的方式交织在一起。食品技术专家有时会利用这两者之间的协同作用：通过添加草莓或香草（它们的气味会使我们联想到甜味），人们可能会误以为食物比实际更甜。虽然有些不厚道，但这并不一定是坏事，因为这意味着产品可以含有更少量的添加糖。

这又把我们带回到增味剂，为什么宠物食品制造商这么喜欢它们呢？像一位AFB员工所说的那样，"客户会说，'这是我的产品，我想在这里、这里、这里偷工减料，我想要你们掩盖这所有罪恶。'"这对狗粮来说尤为可行，因为狗在选择吃什么和吃多少时更依赖嗅觉而不是味觉。（据帕特·莫勒估计，对狗来说，气味与味道重要性的比例为七三开。而对猫来说，这个比例更接近一半一半。）总的来说，我们需要知道的是如果增味剂闻起来很有吸引力，狗狗则会立马欢脱地扎到狗粮里，然后它的主人会认为这食

---

① 不是金宝汤公司的某个产品。

物真是香饽饽。而实际上，它只是闻起来像香饽饽。

　　解释动物的进食行为不那么容易。举个例子，狗狗对食物的最高赞美之一是呕吐。当一个"狼吞虎咽式进食者（gulper）"（借用帕特·莫勒的用词）被食物的香气激发起食欲时，它会狼吞虎咽地吃得又多又快。胃随之塞得过满，为防止胃胀裂，食物会被反射性地送回去。"没有哪个人会这样吃东西，但这却是狗狗爱吃某种食物最好的印证。"幸好对于AFB适口性评估资源中心（以下略称"评估中心"）的工作人员来说，还有别的方法可以评估宠物食品的受欢迎程度。

　　"每款产品都想成为咪咪乐（Meow Mix）。"评估中心的负责人艾米·麦卡锡（Amy McCarthy）站在虎斑猫2号房间的平板玻璃窗外，房间里一款未标名称的产品在偏好测试中即将要对战的是咪咪乐、喜跃（Friskies）和没有涂层的干猫粮。如果客户声称相比于咪咪乐，猫猫更喜欢他们家的产品，那么他们必须在评估中心这样的地方证明这一点。

　　两位穿着棕黄色外科手术服的动物技术员面对面站着。他们一手拿着一个金属盘，里面盛着颜色深浅不一的褐色[①]干猫粮。20只猫踱着步，在他们脚踝周围转来转去。这两位技术员同时屈单膝蹲下，放下金属盘。

　　猫和狗的区别显而易见。狗会在食物放下的那一瞬间恨不得

---

　　①20世纪90年代早期的彩色宠物食品已一去不复返了。罗森说，"因为当它们被吐出来时，你的地毯上到处都是绿色和红色的染料。""那真是个超大的'槽了（duh）'。"

把食物吸进嘴里（偶尔真的会吸进去），而猫更加谨慎，它们会先尝一点点。麦卡锡把我的目光引向没涂增味剂的猫粮。"看到它们是如何在嘴里感受了一下又吐出来了吗？"

我其实只看到一堆没什么区别、在上下起伏的猫头，但还是点了点头。

"你再看那儿。"她又把我的目光引向咪咪乐牌猫粮，我们可以从猫粮被吃出的一个开口中看到盘底了。我问麦卡锡是否有个行业术语①来指代这个开口。

"呃……'原来有猫粮的地方？'"麦卡锡说话的嗓门比一般人大，这可能是长期以来需要盖过狗吠来与人交谈而产生的副作用。她30多岁，中分金色长发时不时地落到她脸前。每隔几分钟，她就会伸出两根食指把落下的头发撩到脸两侧。相比之下，罗森的头发理得很短。她留的是"精灵头"，不过她和理发师沟通要剪成什么样时说的可能不是这个词。罗森和我一起去了评估中心，因为她从来没去过，而且她也想了解如何进行偏好测试以及如何改进这些方法。

与此同时，在走廊尽头，包裹着AFB新配方增味剂的干狗粮A正面对着它的挑战选手。你可以听到空气中弥漫着兴奋。有一只狗狗就像篮球场上球鞋蹭地声音那样尖叫着。另一只则发出呼哧呼哧的声音，让人想起两个男人锯木头的声音。工作人员戴着强效护耳器，就是机场地勤人员戴的那种。

---

① 我哥哥从事市场研究工作。有一次他从我家走后，我在垃圾桶里发现了一份厚厚的报告，里面详细描述了消费者对湿巾的感受。其中包括"擦拭事件（wiping events）"这个术语。

一位名叫特蕾莎·科林瑟治（Theresa Kleinsorge）的工作人员打开了一个大狗窝的门，在一只长着黑眼圈的混血小猎犬面前放了两个碗。特蕾莎身材矮小，衣着浮夸花哨，留着紫红色的刺猬头。Kleinsorge在德语里是"小麻烦"的意思，这似乎是个不错的名字，是深情善意的恶作剧那种"麻烦"。特蕾莎有七只狗，艾米·麦卡锡和六条狗一起生活。评估中心充斥着对狗狗的爱。这是第一个用"集体居住"方式饲养动物的宠物食品测试场所。小动物们除了在进行特定偏好测试时需要待在板条箱里以避免相互影响，在其他时间它们不会被关在笼子里。基于活跃程度而分成不同组别的狗狗每天在户外院子里打闹嬉戏。

那只混血小猎犬的名字叫阿拉巴马。它的尾巴砰砰地拍着板条箱的边缘。"阿拉巴马吃东西时超急超猛。"特蕾莎说。在给动物写报告的时候，AFB技术人员必须考虑到每只动物的进食习惯。有些吃东西时风卷残云，有些喜欢兜圈子，有些像翻斗卡车，有些很傲娇。如果你对阿拉巴马的邻居埃尔维斯的进食习惯不熟悉，你就会以为它对刚刚摆在面前的两种食物都不感兴趣。特蕾莎给埃尔维斯的进食行为做着实况播报，她的同事记着笔记："闻了闻A，闻了闻B，舔了舔B，舔了舔爪子。回到A。看了看A。又闻了闻B。开始吃B。"

大多数狗都很果断。比如猪排。"你一会儿就看到了。它会两个都闻一闻，然后选择一个吃掉。准备好了吗？"她在猪排的前爪边上放了两个碗。"闻了闻A，闻了闻B，吃了A。看，是吧？它就是这么做的。"

评估中心的工作人员也会尽量注意狗狗们在院子里的互动。

"我们需要知道，"麦卡锡说，"它不开心是因为不喜欢这个食物还是因为派普斯之前偷了它的骨头？"特蕾莎提到一只叫穆罕默德的狗最近胃不舒服，而猪排喜欢吃呕吐物。"所以这影响了猪排的食欲。"也许也影响了你。

除了计算狗狗吃了多少食物量之外，评估中心工作人员还要计算第一选择百分比：先把鼻子伸到新食物的狗狗的百分比。这对宠物食品公司来说很重要，因为正如穆勒之前所说，"如果你能把狗拖到碗前，在大多数情况下它们一定会吃的"。不过狗狗们一旦开始进食，它们可能会转而吃别的食物，最终另一种食物反而吃得更多。因为大多数人不会给他们的宠物两种选择，所以人们并不会知道它们最初受气味驱动口水直流的热情会在吃这一餐的过程中减弱到什么程度。

真正的挑战是找到一种能满足以下两个条件的气味：既能使狗狗为之疯狂又不会令它们的主人为之（借用艾米·麦卡锡用的一个动词）抓狂。"对狗狗来说，尸胺的味道令它们着迷。"罗森说，"或者腐胺。"但对人类来说可不是这样。这些是蛋白质分解释放出的臭味化合物。我惊讶地了解到，当肉腐烂到一定程度时，狗狗就会对其失去兴趣。狗什么都吃这种说法看来是无稽之谈。穆勒之前跟我说："人们以为，狗狗都喜欢那些老旧的、脏兮兮的、在泥里滚过的东西。"但只是在一定程度上，他说，而且是有原因的。"食物刚开始腐烂时仍有完整的营养价值，而那些彻底被细菌分解的食物已经失去了大部分营养，它们只有在别无选择的情况下才会吃。"不过无论如何，宠物的主人都不愿闻这些气味。

有些狗粮生产者朝另一个方向走得太远了，他们不考虑狗狗的感受而一味迎合人类的喜好①。问题在于，狗的鼻子要比人类的鼻子敏感一千倍。一种让你我联想到烤牛排香气的风味或许对狗来说就太过刺鼻了，对它们并没有吸引力。

那天早些时候，我还旁观了一场薄荷口味牙齿清洁零食产品的测评。从化学角度来讲，薄荷和墨西哥辣椒一样，不是一种风味，而是一种刺激物，选此作为狗的零食味道很罕见②。这些零食的制造商们显然是在讨好它们的主人，指望靠薄荷味和口腔卫生之间的联系卖出产品。有些竞争对手也靠这种联系试图获得顾客的青睐，只不过是以视觉的形式：饼干做成牙刷的样子。只有穆罕默德喜欢这种薄荷味的零食。这可能解释了它最近为什么会吐。

一只名叫温斯顿的狗正朝碗里嗅来嗅去，翻找一大片棕色中零星出现的白色部分。许多狗狗都会先挑白色这部分来吃。它

---

① 宠物食品制造商的最高追求是设计出不仅食品闻起来没有异味，还能使宠物粪便也没有异味。这可不是一件容易做到的事，因为大多数添加物最终都会被分解消化，以至于失去它的功能。用活性炭是行不通的，因为它不仅会吸附臭味化合物，还会吸附营养物质。"希尔的宠物营养（Hill's Pet Nutrition）"机构尝试了往宠物食品里添加生姜。这种方法非常有效，他们还申请获得了一项专利，而且这对负责"嗅闻辨别粪便气味强度差异"的 9 名人类品评小组成员来说一定是一种安慰吧。

② 说到墨西哥辣椒，心理学家保罗·罗津（Paul Rozin）认为，不同于美国的狗，墨西哥的狗也喜欢吃点辣味。罗津的研究表明，动物也有文化上的饮食偏好。罗津不是第一个用地方性食物来喂实验动物的学者。在一篇名为"墨西哥饮食对大白鼠学习和推理能力的影响"的论文中，研究人员给实验白鼠提供了墨西哥辣肉酱、煮斑豆和黑咖啡。白鼠在后续迷宫测试中持续得到了高分。这可能是因为它们更迫切地想找到去厕所的路。1926 年，印度研究基金协会（Indian Research Fund Association）对吃印度薄饼和蔬菜的大鼠，与吃罐头肉、白面包、果酱和茶这种西方饮食的大鼠做了比较。他们发现西方食物是如此令印度大鼠厌恶，以至于大鼠宁愿吃它们的笼子里的同伴也不愿吃西方食物，其中 3 只被吃到"几乎没有留下什么部位可用来做尸检"。

们就如同混合坚果中的M&M巧克力豆。麦卡锡对此印象深刻："这真的是里面非常非常美味的一部分。"一位工作人员提到她之前尝过一些，白色的那一小块是鸡肉。或者说，是"仿鸡肉（chickeny）"。

我一定是在听到这句话之后流露出惊讶之色，因为特蕾莎马上插话道："如果你打开了包装，它闻起来特别香。"

那名工作人员耸了耸肩。"而且是在你饿的时候……"

1973年，营养监督组织"公共利益科学中心（Center for Science in the Public Interest，CSPI，以下简称"科学中心"）"出版了一本名为《食品记分卡》（Food Scorecard）的小册子，其中提到了在住房补贴工程中购买的罐装狗粮有三分之一是被人吃掉的。这并不是因为人们喜欢吃狗粮，而是因为他们买不起更昂贵的肉制品。（当一名记者问到这项数据的来源时，科学中心的创始人迈克尔·雅各布森（Michael Jacobson）说他想不起来了，直到今天该组织也没提供数据来源。）

在我看来，更让人震惊的是食品分数本身。《食品记分卡》将36种常见的美国蛋白质制品按整体营养价值进行了排名。维生素、钙和矿物质是加分项，添加的玉米糖浆和饱和脂肪是减分项。雅各布森要么是确信穷人会大量食用宠物食品，要么是擅长制造噱头，他把爱宝（Alpo）狗粮也纳入在排名里。爱宝狗粮获得了30分，击败了萨拉米香肠和猪肉肠、炸鸡、虾、火腿、沙朗牛排、麦当劳的汉堡包、花生酱、纯牛肉热狗、午餐肉、培根和博洛尼亚红肠。

我向南茜·罗森提到了科学中心的那个排名。我们现在又回到了AFB总部，在另一个会议室里，穆勒也在里面。（这里一共有五个会议室，名为：斑点狗、缅甸猫、灰狗、玳瑁猫和秋田犬。工作人员通常会用品种名来指代，比如，"你想去灰狗那里吗？""斑点狗中午空着吗？"）从营养层面上看，我中午吃的一个便宜的肉丸三明治和狗狗们早些时候享用的"Smart Blend"狗粮似乎没有区别。罗森不同意。"你的三明治在营养方面应该更不均衡。"

科学中心记分卡上排名第一的是牛肝，共172分。鸡肝和肝香肠分列第二、第三位。一份肝脏可以提供推荐膳食营养素供给量（RDA）中一半的维生素C、三倍RDA的维生素B_2、普通胡萝卜九倍的维生素A，再加上大量的维生素B_{12}、维生素B_6、维生素D、叶酸和钾。

AFB狗粮增味剂的主要成分是什么呢？

"肝脏，"穆勒说，"混合着其他内脏。通常野生动物捕获猎物后首先吃的就是肝脏和胃，消化道。"一般来说，内脏是大自然中最有营养的食物。羊脾中维生素C的含量和橘子差不多。牛肺的维生素C含量甚至是橘子的1.5倍。胃尤其有价值，因为里面还装着东西。捕食者可以利用猎物消化道里植物和谷物的营养。"动物进化是为了生存。"罗森说。它们喜欢对自己最有益的东西。人们看到宠物食品配料表上的"鱼肉粉"或"鸡肉粉"会吓一跳，但"肉粉"（指动物整个尸体碾碎成粉[1]）与野生猫狗的饮食是最接近的。肌肉确实是

---

[1] "肉粉"在之前更让人起疑，因为它可以由任何"哺乳动物的组织"构成——包括来自动物庇护所和动物收留所的尸体。消费者的愤怒使得混合肉粉中不能再混入死去的宠物尸体，把菲菲从同类相食的悲惨命运中拯救出来。尽管菲菲，相信我，压根儿就不在意。

蛋白质的主要来源，但其他营养物质的含量就相对较少。

动物的味觉系统是专门为其周围的生存环境而设计的。"环境引导着感觉系统沿着特定的路径而进化。"罗森说。其中也包括同为动物的我们。作为干燥热带草原上的狩猎者和觅食者，我们最远古的祖先进化出了对重要但稀缺的营养物质的嗜好：盐、高热量脂肪和糖。不像美国的美食广场，在非洲大草原上，脂肪、糖和盐并不容易得到。简而言之，这解释了为什么垃圾食品会广受欢迎，而且遍布世界各地。

和狗狗一样，人类也需要多种维生素、矿物质和钙。我们是杂食动物。早期人类不会把尸体里最有营养的内脏扔掉，为什么我们要这样做呢？2009年，美国出口了43.8万吨冷冻牲畜内脏。它们连起来可以绕地球一圈，做成一个内脏赤道。形象点说，它们已经包围了全世界。埃及和俄罗斯是我们的肝脏大户。墨西哥吃我们的大脑和嘴唇。我们的心属于菲律宾。

美国这里发生了什么？为什么我们这么大惊小怪？回到我们更健康的原始饮食有多难？为了寻找答案，我们需要前往加拿大北极地区，北美最后一个吃内脏晚餐的大本营。

第 3 章　　肝脏与立场:

　　　　　　为何我们吃我所吃而嗤我所不吃

"北方食品传统与健康资源工具包"内含一副48张标有传统因纽特食物的照片。其中大部分是肉，但没有一张是牛排。其中一张照片上标记着"海豹心"，另一张照片上写着"驯鹿脑"。这些图像打印在硬纸上，经过模切形成与实物大小相等（如果可能的话）的卡片，看起来就像忍不住想给它们穿点衣服的纸娃娃。我翻阅的工具包是加布里埃尔·尼伦加尤克（Gabriel Nirlungayuk）的，他是加拿大努勒维特（Nunavut）地区的小村庄——佩利湾（Pelly Bay）的一名社区卫生代表。他和我一样也是要到巴芬岛（Baffin Island）附近小岛上的一个小镇——伊格卢利克（Igloolik）去出席一场北极运动会①。与他同行的还有当时任佩利湾的市长玛卡贝·纳托克（Makabe Nartok）。我们三个人是在伊格卢利克的唯一住处——Tujormivik酒店——的厨房里偶然相遇的。

　　尼伦加尤克的工作包括去学校鼓励"薯片迷和爆米花迷"的因纽特年轻人像他们长辈那样吃。随着从事狩猎的因纽特人数量逐渐减少，他们的内脏食用量也在递减（除了内脏，还有在伊格卢利克商店买不到的其他部位：肌腱、鲸脂、血和头）。

　　我拿起了一张标着"驯鹿肾，生"的卡片问道："谁会真的吃这个呢？"

　　"我会吃。"尼伦加尤克说。他比大多数因纽特人要高，锥形下

---

　　① 因纽特运动会（The Inuit Games）。最初创办时为了使运动会适合在冰屋内举办，大多数比赛都是室内项目。比方说，"耳朵举重"：比赛开始的信号一响，选手将重物从地板上抬起，用耳朵提着重物向前走，看谁用耳朵提得远；"嘴上拔河"：对手们并排肩碰肩站着，胳膊搂住对方的脖子，就像他们是最亲密的朋友。他们互相用中指钩住对手外侧的嘴角，比谁先把对手拉过他们之间用雪画的线。就像生活中经常发生的那样，"嘴最厉害的人获胜"。

巴突在前面，用其指了指纳托克说："他也会吃。"

他俩告诉我，只要是打猎的人都会吃内脏。虽然因纽特人（在加拿大，这个词比"爱斯基摩人"使用更广泛）在20世纪50年代放弃了游牧生活方式，但大多数成年男性仍用狩猎来补贴家中饮食，其中一部分原因是为了省钱。当我在1993年去那里时，一小罐当地产的斯波克火腿售价高达2.69美元。那里的农产品都是航空运输，一个西瓜可能要花25美元。那里的黄瓜太贵了，以至于当地的性教育工作者只能用扫帚柄来做安全套演示。

我让纳托克浏览一遍那些食物卡片，给我瞧瞧他会吃什么。他伸手越过桌子，从我手里接过卡片。他的手臂到手腕部分都很白，到手那里突然变成了棕色。乍一看，被北极太阳晒黑的手会被误认为是手套。他透过金丝边眼镜仔细看着这些卡片。"驯鹿肝，可以吃的。脑子，嗯，我吃脑子。我吃驯鹿眼睛，生的熟的都吃。"尼伦加尤克在旁边看着，频频点头。

"我非常喜欢这个部分。"纳托克手里拿着一张标着"驯鹿新娘面纱"（Caribou Bridal Veil）的卡片。这是比"胃黏膜"另一种更好听的叫法。我逐渐意识到，吃掉整只动物这种行为不仅与经济相关，还代表了个人偏好。在这周早些时候的社区宴会上，他们给我上了北极鲑"最好吃的一部分"。那是一只眼睛，脂肪和结缔组织像照明灯上的电线一样从眼睛后方垂下来。一群老妇人站在铁丝网围栏旁，偏着脑袋专注地从驯鹿的骨头里面掏着骨髓。这种专注的样子如今只能在人们发短信时见到。

对于北极游牧民族来说，食用内脏在历史上一直是关乎存亡的问题。即使是在夏天，那里的植被也很稀少。冻土带上除了苔藓和地衣外，几乎什么也不长。因为内脏富含维生素，而且可食用的植物又非常稀少，所以出于北极健康教育的目的，内脏既被归到"肉类"，又被划分到"果蔬类"。尼伦加尤克的工具包显示，一份果蔬类的营养可以从"二分之一杯浆果或绿叶蔬菜，或60~90克的内脏"中获得。

纳托克给我展示了一个在北极地区属于"绿叶菜"的例子：第13号卡片，"驯鹿胃内含物"。苔藓和地衣很难消化，除非你有一个像驯鹿一样的多腔胃将其发酵。所以，因纽特人先让驯鹿来试试它们。我想起帕特·莫勒之前说过的野狗和其他捕食者会先吃掉猎物的胃和胃里的东西。他还说："这不是对我们大家都好吗？"

如果我们能消除现代西方文化和媒体的影响，能抛开来自高糖高盐的垃圾食品的诱惑，我们会不会像老一辈因纽特人那样，本能地被最健康、营养最丰富的食物所吸引呢？有可能，但也难说。20世纪30年代有一个著名的实验，参与者是一群孤儿院的孩子。在用餐时，研究人员向他们提供了由34种天然健康食品组成的自助餐。除了切碎或捣碎外，所有食物都没经过任何加工处理。除了常见的食物诸如新鲜果蔬、鸡蛋、牛奶、鸡肉、牛肉，研究人员克拉拉·戴维斯（Clara Davis）还加上了肝、肾、脑、胰脏、胸腺和骨髓。婴儿避开了肝和肾（以及10种蔬菜、黑线鳕鱼和菠萝），但是大脑和胰脏没有出现在她列出的低偏好食物中。那么其中最受欢迎的食物是什么呢？骨髓。

10点半，天空呈现出公主粉色。那时仍有足够的光线看清一个年轻女孩夹克上的海象图案，她正骑着自行车在镇里的碎石路上穿行。一个名叫马塞尔（Marcel）的男子来到厨房加入了我们，他刚从狩猎营地回来，今天早些时候他们在那里发现了一群独角鲸。独角鲸是一种中等体形的鲸鱼，头部有一根突起的长牙，像一根插在生日蛋糕上的蜡烛。

马塞尔把一个白色塑料袋扔到桌子上，袋子落下时在桌面上弹了几下。"Muktuk①，"尼伦加尤克赞许地说。那是一张生的独角鲸鱼皮。纳托克挥了挥手拒绝道："我今天吃过Muktuk了，吃了好大一块。"边说边在空中比划了一本精装书那么大的方形。

尼伦加尤克用小刀尖插了一大块鲸鱼皮，举到我的面前。我的本能反应是抗拒它。我是我成长环境的产物。我在20世纪60年代的新罕布什尔州（New Hampshire）长大，那时候肉就意味着肌肉——鸡胸肉、鸡腿、汉堡和排骨。内脏器官是你捐献的东西，肾是咖啡桌的一种形状。我们那里的人从未想过在晚餐时弄点体内的器官，尤其是生的。生的体表器官似乎更是不可思议。

我从尼伦加尤克的小刀上取下那块橡胶般的东西。外面的天很冷，天空变成了令我不安的独角鲸的颜色。Muktuk的味道很难形容。蘑菇味？核桃味？我有足够的时间来思考它到底是个什么味道，因为咀嚼它花的时间可能和捕获它花的时间一样长。我知道你不相信我，因为我之前也不相信纳托克，但是Muktuk确实很精妙（而且还很健康：和胡萝卜一样多的维生素A，再加上相当多的维生素C）。

我喜欢吃鸡皮和猪皮，为什么面对鲸鱼皮就犹豫了呢？因为大多数人都没有意识到，我们的菜单很大程度上是由文化决定的。而文化，不喜欢替代品。

---

① 译注：食用鲸鱼皮。

加布里埃尔·尼伦加尤克现在所从事的内脏食用推广工作是为了健康，而美国政府当时的推广工作是为了战争。第二次世界大战期间，美国军方向海外输送了大量的肉制品以满足军队和盟国的需求，导致美国国内肉类供应骤然短缺。据1943年《饲养员公报》（*Breeder's Gazette*）的一篇文章报道，一名美国士兵每天要吃掉近一磅肉。从那一年开始，人们家里的肉都需要定量配给，但此限制只适用于常吃的部位。至于内脏，你可以想吃多少就吃多少。军队没将内脏作为食物，因为它们的变质速度相对更快，而且正如《生活》（*Life*）杂志说的那样，"那些男人们不喜欢它们"。

老百姓也不喜欢它们。为了改变这一状况，美国国家研究委员会（National Research Council，NRC）聘请了一批人类学专家，由德高望重的玛格丽特·米德（Margaret Mead）带领，旨在研究美国人的饮食习惯。人们是如何决定吃什么好，又如何改变人们的想法呢？专家小组进行了研究，起草了建议，并发表了报告——其中包括米德1943年的大作《改变饮食习惯的问题：饮食习惯委员会的报告》（*The Problem of Changing Food Habits*：*Report of the Committee on Food Habits*）。如果需要一个理由要求进行文字定量配给的话，这个标题就是。

他们首先做的事是想一种委婉的说法。内脏器官在业内的名称为"下水"（offal）或"腺体肉"（glandular meats）[1]，而人们不

---

[1] 从事肉品行业的人之间会用有趣的行话。"勇气"（plucks）指的是胸腔内脏：心脏、肺、气管。脾脏叫作"熔体"（melts），瘤胃说成"啤酒肚"（paunch），而未出生的小牛叫"牛胚"（slunks）。我有一次在纽约一个肉区仓库外看到一个纸箱，上面贴着一个粗糙的标签：襟翼和三角（FLAPS AND TRIANGLES）。

太可能对一顿用这些东西做的晚餐抱有好感。"珍馐（tidbits）"
这个词语频频出现在大众视野里，如《生活》杂志里的一首诗写
道："这些被称作'珍馐'的肉食丰饶。"但最后的赢家是"杂肉"
（variety meats）。这个词能令人满意地给人一种模棱两可而又愉
快的氛围，既能让人想起蛋白质，又能勾起人们对黄金时段那种
有舞曲有闪亮服饰的电视节目的联想。与之一脉相通的是①，呃！
对不起。同样的，他们鼓励餐饮策划和厨师们要"特别关注对新出
的内脏肉类主菜的命名"。后来人们发现加一些法语会使这件事进
展更顺利。1944年的《酒店管理》（Hotel Management）杂志的一
篇文章收录了名为"国王之脑"（Brains à la King）和"开胃牛舌"
（Beef Tongue Piquant）的食谱。

　　另一个策略是从娃娃抓起。"人类婴儿进入这个世界时对什么
能吃、什么不能吃一无所知。"心理学家保罗·罗津写道，他在宾
夕法尼亚大学（University of Pennsylvania）对"厌恶"行为进行了
多年研究。孩子在2岁之前，你可以让他们尝试吃任何东西。罗津
就这么做了。在一项令人难忘的研究中，罗津统计了年龄在16~29
个月的儿童吃下或品尝了面前摆放的如下食物的百分比：鱼籽
（60%）、肥皂（79%）、抹着番茄酱的饼干（94%）、死（已消毒）蝗
虫（30%），以及具有欺骗性的盘成"狗粑粑"形状并且加了有臭
味的林堡干酪的花生酱（55%）。排名末尾、接受度仅为15%的是

---

　　① 译注：原文"In the same vein"意为"以同样的方式""同样地"。vein 的本
意是静脉，会使人联想到内脏器官，不属于一种委婉的表达方式，因此作者在
后文故意道歉，换成同义词"Similarly"。

人的头发①。

一般来说，当孩子长到10岁的时候，他们已经学会像周围的人一样吃东西。食物偏见一旦形成，消除它就并非易事。在另一项研究中，罗津给68名美国大学生展示了一种蚂蚱零食，这是一种在日本出售，上面涂有蜂蜜的零食商品。最后只有12％的大学生愿意尝试。

鉴于此，NRC试图让学校参与进来。他们敦促家政经济学家向小学教师和午餐设计人员提出相关指导建议。"让我们不仅仅向杂肉打个招呼，说个'您好'——让我们同它们做朋友吧！"杰西·爱丽丝·克莱因（Jessie Alice Cline）在1943年2月发行的《实用家政经济学》（*Practical Home Economics*）杂志上活泼生动地说道。美国战时食品管理局（War Food Administration）整合了一份《食品节约教育》（*Food Conservation Education*）小册子，其中包括了多个杂肉建议的文章主题[比如一篇名为"我吃新食物之大冒险"（*My Adventures in Eating New Foods*）的文章]。管理局也许是意识到了试图让10岁孩子欣然接受大脑和心脏是徒劳，他们把主要切入点设为不浪费食物。一条建议提到，学生活动要以"展示在垃圾桶里发现的被浪费的可食用食物"形式开展。这项举措确

---

① 孩子们的谨慎是明智的。难以自制要吃头发的人最终会演变成毛粪石症（trichobezoars）——体内有人的毛发球。最大的毛发球会从胃一直延伸到肠道，看起来像一只水獭或一坨又大又长满毛的粪便。毛发球需要通过手术才能取出来。目瞪口呆的外科医生跑去拿他们的照相机，拍到的毛发团被发表到医学期刊介绍"长发公主综合征（Rapunzel syndrome）"的论文中。对 4 月 27 日读到这段脚注的奖励：今日是全国（美国）毛发球宣传日（National Hairball Awareness Day）。

实不仅仅说了"您好",还让学生听了一整晚电话里父母的唠叨。

以教室为单位试图改变学生饮食习惯的另一个问题是：孩子们并不能决定晚饭吃什么。米德和她的团队很快意识到他们必须找到那个被他们称为"把关人"的人——妈妈。尼伦加尤克也得到了类似的结论。17年后我找到了他，问他"故乡食物运动"的结果如何。他坐在努勒维特（Nunavut）野生动物与环境部的办公室里说："行不通。""孩子们吃的都是父母给他们做的东西。一件我没做的事就是去找他们的父母。"

其实即使找了父母，也不一定能成功。米德的同事库尔特·勒温（Kurt Lewin）也是这项NRC研究的小组成员，他给家庭主妇们做了有关内脏营养价值的系列讲座，结果最后却变成了恳求大家为了爱国而配合[1]。根据随访的结果，只有10％参加过讲座的主妇们回家后为家人做了内脏肉。小组讨论比讲座的效果好，但最有效的是利用负罪感。《在后方改变饮食习惯》（*Changing Eating Habits on the Home Front*）这篇论文的作者布莱恩·万辛克（Brian Wansink）说："他们对女人们说，'许多人为这场战争做出了巨大牺牲，而你可以通过尝试吃内脏来做出你的贡献'。突然间，大家都像是这样：'唉，我不想成为那唯一一个没有尽到自己责任的人。'"

另一个有效的办法：承诺。万辛克说，政府的人类学家让家长教师协会（PTA）的成员们站起来朗读："在接下来的两周内，我至

---

[1] 肉和爱国主义并不能自然地联系在一起，想出一个朗朗上口的标语都很难。"食物为自由而战"这一口号似乎更能引起食堂的混乱，而不是个人的牺牲。

少要做＿＿次内脏。"不过现在已经很难想象这幅场景。"公开承诺这个行为。"万辛克说，"真是行之有效，立竿见影，非常有用。"介绍一点时代背景：20世纪40年代是承诺和宣誓最为盛行的时期①。在童子军（Boy Scout）大厅里，学校的年级教室和麋鹿（Elks）兄弟会的小屋中，人们已经对在虚线上签名，或者一只手举起站直宣誓习以为常了。甚至"净盘俱乐部（Clean Plate Club）"（1942年一位海军军官想出的）都有一条誓词："我，某某，作为一名有着良好信誉的会员……在此承诺将吃光盘子里的所有食物……并且我会一直这样做直到山姆大叔风卷残云②掉小日本和希特勒。"大概就像风卷残云盘子那样吧。

为了让人们对新食物敞开心扉，有时只需要让他们先张开嘴。研究表明，如果尝试某种东西的次数足够多，人们很有可能会逐渐喜欢上它。由一组饮食习惯研究人员开展的一项战时调查中，一所女子学院只有14％的学生说她们喜欢炼乳。他们在一个月内给学生吃了16次炼乳之后又做了一次调查。这次调查中有51％的学生喜欢它。正如库尔特·勒温所说："人们喜欢他们所吃到的，

---

① 宣誓狂潮在1942年达到了顶峰。《实用家政经济学》杂志6月刊再版了加州阿罕布拉市（Alhambra）学生委员会（Student Council）的一份有二十条反浪费承诺的文章，其中包括"小心驾驶以节约橡胶"，以及"按时上课以节省登记迟到的纸张"。也许比金属、肉类、纸张和橡胶短缺更危急的是同一页的建议栏中提到的"男孩短缺"。"这意味着你获得了大把的空闲时间！除非你找点事情做。"幸运的是，这本杂志给了一些建议。一套过时的结子绒套装可以"拆解、水洗、染色，重新织起来"，做成婴儿服。听起来还是没意思？"拿两件旧的人造丝连衣裙，把它们缝合在一起就可以做成一套全新的礼拜服。"如果你是一只巨大的昆虫，或者你有四条胳膊，那么这件衣服会非常合身。

② 译注：原文为"lick"，意为"舔"，也有"打败"之意。

而非吃他们所喜欢的。"

这种现象在人还是婴儿时就有了。母乳和羊水带有母亲的食物的味道,研究一贯表明,婴儿长大后对他们在子宫里和哺乳期尝过的味道有更大的接受度。(胎儿每天会喝下上百毫升的羊水)。莫奈尔化学感官中心的朱莉·门内拉(Julie Mennella)和加里·比彻姆(Gary Beauchamp)在这个领域做了大量研究,他们甚至招募了感官小组成员,通过吸闻[1]来比较两组母亲产生的羊水(在羊膜穿刺术时抽取)和母乳的味道。其中一组服用过大蒜油胶囊,而另一组没有。小组成员一致同意:吃过大蒜油的母亲的生物样本闻起来有大蒜味。(婴儿可能并不介意。相反,莫奈尔的研究小组写道:"婴儿当母乳闻起来有大蒜味时会吃得更多。")

作为一名食品营销顾问,布莱恩·万辛克参与了一项试图提高全球豆制品消费量的任务。他发现这种任务成功与否,很大程度上取决于你想改变的是哪种文化下的饮食。在更注重家庭的国家,饮食和烹饪与文化传统密不可分,因而他们的饮食习惯更不容易被渗透和改变。万辛克举了中国、哥伦比亚、日本和印度的例子。而如果是像美国,俄罗斯这样更强调个人、遵循传统的压力更小的国家文化,改变其民众的饮食习惯会更容易。

价格也会对食物的选择产生影响,尽管不总是通过你以为的

---

[1] 他们没用嘴尝也情有可原。羊水中含有胎儿的尿液(来自喝下的羊水),偶尔也有胎粪,即婴儿最初的粪便,由黏液、胆汁、上皮细胞、脱落的胎发和其他羊水碎屑组成。维基百科条目很有心地对比了柏油状橄榄色的胎粪涂片(将其放置于一小块一次性尿布上拍摄)和母乳喂养的新生儿的淡黄色排泄物。两张图片都可以放大至 1280 × 528 像素的分辨率来观看。

方式。省钱反而会成为问题的一部分。米德写道："内脏的低廉价格广为人知，为时已久，使其被判处到一个名称冗长的类别——可供人类食用，但不包括我们这一种人类。"1943年的美国，吃内脏会降低一个人的社会地位。美国人更喜欢清淡的肌肉类食品，一部分原因是，以他们的记忆所及，那是上流社会的食物。

种族和阶级对食物厌恶的影响根深蒂固，以至于有些探险家宁愿饿死也不愿像当地人那样吃东西。英国的极地探险由于用餐时的自我优越感而付出了惨痛代价。罗伯特·菲尼（Robert Feeney）在《极地之旅：食品和营养在早期探险中的影响》（*Polar Journeys: The Role of Food and Nutrition in Early Exploration*）一书中写道："英国人认为爱斯基摩人的食物有失英国水手的身份，那种食物对英国军官来说当然更加难以想象。"1860年，伯克和威尔斯（Burke and Wills）探险队的队员穿越澳大利亚时要么罹患了坏血病，要么被饿死，一部分原因就是拒绝吃澳大利亚土著人的食物。布冈夜蛾的腹部和木蠹蛾幼虫可能听起来有些恶心，但它们的维生素C（可抵抗坏血病）含量与等分量的熟菠菜相同，除此之外还含有钾、钙和锌。

在所有被叫作杂肉的肉品中，最让说服人们吃脏器的人头疼的是生殖器官。让我们祝迪安娜·普夏雷利（Deanna Pucciarelli）好运，她试图向美国的主流大众介绍猪睾丸的饮食乐趣。"我确实在做一个关于猪睾丸的项目。"普夏雷利说，她是波尔[①]州立大学

---

① 译注：波尔州立大学：Ball State University，"Ball"也有睾丸的意思。因此作者在后文会说自己"心里乐开了花"。

（Ball State University）（我心里乐开了花！）酒店和食品管理项目
（Hospitality and Food Management Program）的主管。普夏雷利因
受保密协议的限制，不能透露项目有哪些人参与，为什么或会以
什么样的形式进行。撇开所谓的增强生殖功能和猎奇试胆 ["落基
山牡蛎" ①（Rocky Mountain oysters）] 不谈，生殖器官似乎在全世
界范围内都远离了人们的餐桌。我和美国肉类研究所（American
Meat Institute）的发言人珍妮特·莱利（Janet Riley）都想不出一
种能经常食用卵巢、子宫、阴茎或阴道，把它们当作美食的现代
文化。

在历史上，这样的文化有古罗马。芝加哥烹饪历史学家协会
（Culinary Historians of Chicago）会长布鲁斯·克瑞格（Bruce Kraig）
递给我一份《阿比修斯》（Apicius）中收录的母猪子宫香肠食谱。
作为一本烹饪书，《阿比修斯》有着明显的角斗士风格。"在宰杀
之后，在尸体立即变硬之前，通过喉咙取出内脏。"这是一份食谱
的开头。现在的食谱可能写着"盐适量"，而这个子宫食谱则写着
"加入煮熟的脑花，需要多少加多少"。1951 年出版的《餐桌上的
肉》（Meat for the Table）的作者斯利特·布尔 ②（Sleeter Bull）称古
希腊人对动物乳房情有独钟。更确切地说是"刚产完猪仔但还没
喂过奶的母猪乳房"。这要么是历史上最残忍的烹饪方式，要么就

---

① 译注：是一道由牛或羊的睾丸做成的菜。
② 布尔是伊利诺伊大学肉品系（University of Illinois Meats Division）的系主任，
也是斯利特·布尔大学本科生肉品奖学金（Sleeter Bull Undergraduate Meats
Award）的创办者以及赞助人。除了肉品奖学金，布尔还赞助并担任了 Alpha
Gamma Pho 兄弟会的注册主任，在兄弟会里学生们也会对大学生肉品略知
一二。

是布尔在胡说八道①。

我敢打赌，只要你足够努力地去寻找，你总能找到一张乐于接受任何安全的营养来源的嘴，不论这种东西对你来说多么难以忍受。食品科学家安东尼·布莱克（Anthony Blake）写道："如果我们考虑到地球上所有人类群体食用的各种各样的食物，人们一定会怀疑是否真有一种可提供营养且不引起疾病的可食用物质是人们天生就觉得反胃的。""如果儿童接触某种食物的年龄足够小，再加上监护人的正面影响，人们就会接受这种食物成为饮食的一部分。"布莱克举了一个来自苏丹的调味品的例子：这种调味品由发酵过的牛尿制成，被用作增味剂，"就像世界其他地方用酱油那样用这种调味品"。

头发中L型半胱氨酸占比高达14%，这种氨基酸普遍用于制作肉味香精以及烘焙行业的面团弹性剂。有多普遍呢？普遍到足以引起犹太洁食法或kashrut②学者的争论。"人的头发虽然不是特别让人有食欲，但却是犹太洁食。"《犹太洁食食品生产》（*Kosher Food Production*）的作者祖什·布莱奇（Zushe Blech）拉比在Kashrut.com上写道。布莱奇在一封邮件中坚持道："头发里没有那种'黏糊糊'的成分。"将头发溶解在盐酸中会产生L型半胱氨酸，使其辨认不出是头发而且它洁净无菌。拉比们最关心的不是卫生问题，而是偶像崇拜。布莱奇写道："女人们会待长出满头秀发之后全部剃掉，然后献给偶像神祇。"人们了解到，印度的神殿侍者会偷偷

① 译注：原文为"Sleeter bull"，此处为双关语，"bull"在俚语中既有胡说八道之意，同"bullshit"，又是斯利特的姓，布尔。
② 译注：犹太教的饮食教规。

收集头发并卖给假发制造商，一些犹太洁食圈的人担心他们可能也会把头发卖给 L 型半胱氨酸①生产商。后来证明并非如此。布莱奇向我们保证，制作 L 型半胱氨酸用到的头发全都来自当地的理发店。呼，真是让人松了一口气。

改变人们的饮食习惯最有效的推动者是一位受人追捧的食者，比如一位喜欢吃海螺的国王，或者爱吃烤心串的革命英雄。保罗·罗津写道："一般来说，让人厌恶的物质或物体一旦与崇拜赞美的对象有了联系，人们就不再有厌恶情绪，反而可能会觉得它讨人喜欢。"在今天，这位最有力的推动者是来自于洛杉矶的"动物（Animal）"或伦敦的"圣约翰"（St. John）等高档餐厅，或美食节目里的明星大厨。在《铁人料理》（*Iron Chef*）"内脏之战"（Battle Offal）那一集中，评委们对生的鞑靼②心、羊肝松露、牛肚、牛杂碎和鸡胗赞不绝口。按照以往的发展趋势，五到十年后，心和杂碎可能就会出现在大众家里的餐桌上。

AFB 的帕特·穆勒一次又一次地见证了地方性食物的发展：先从高档餐厅到地方餐馆，再到家里的餐桌，最后到超市的冷冻区。"它通常首先以餐前小菜的形式出现，因为这样风险较低。之后变成一道主菜，最后它就变成一种能在超市买到，带回家烹饪

---

①L 型半胱氨酸的另一个常见来源是羽毛。布莱奇有一种理论，认为这可能解释了鸡汤的药用价值，这种配方可以在《塔木德》的 Gemorah（shabbos 145b）部分找到。他说，L 型半胱氨酸类似于稀释黏液的药物乙酰半胱氨酸。尽管含量较少，但在鸟类皮肤中也发现了这种物质。"鸡汤和里面的 L 型半胱氨酸。"布莱奇高兴地说，可能确实是"医生的处方"。（译注：在美国，当人生病感冒时，大家会建议病人喝鸡汤。）

② 译注：鞑靼（tartar）在烹饪中意为生食。

的食物。"

而对于内脏,烹饪的准备工作可能包括如"去除膜"这样的步骤,因此在最后一个阶段:吃,人们要有一个缓慢的接受过程。不像切好的鱼片或炖肉,内脏看起来就是内脏:是人身体的一部分。这是我们抵触它的另一个原因。"内脏,"罗津说,"让我们想起我们与动物的共同之处。"就像尸体会引发死亡的想法,舌和肚也会发出一条让人难以接受的信息:你也是一个有机体,一个正在咀嚼、消化,装有肠肠肚肚的袋子。

知道自己也长有一个肝脏,在吃肝脏时就会触碰到同类相食的禁忌。无论是在情感上还是在物种演化上,我们与某个物种越相近,对享用它的恐惧就越强烈,宰杀就越像是在谋杀。米德写道,宠物和灵长类动物属于"难以想象作为食物"这一类别。即使一个文化有着吃猴肉的传统,食物类别也会止步于类人猿。

我去伊格卢利克的时候,因纽特人还没有把动物作为陪伴的传统。雪橇狗大致算是一种装备。当我告诉玛卡贝·纳托克我有一只猫时,他问:"你用它做什么?"在美国,宠物是家人,从来不会是菜肴。这种感觉甚至在第二次世界大战定量配给的年代里也依然无法动摇。你可能会觉得,在当时马肉和兔肉(法国池塘边的美味)似乎比内脏更能让人接受。1943年,堪萨斯城(Kansas City)科学家B.阿什顿·基斯(B. Ashton Keith)在一篇名为《长耳大野兔应被用来缓解肉类短缺》(*Jackrabbit Should Be Used to Ease Meat Shortage*)的评论文章中表达了对"浪费的肉类资源"的惋惜。牧场主大规模宰杀这些长耳大野兔后将它们白白留给了土狼和乌鸦。(这些野兔似乎大部分都被基斯的母亲捡走了:"我童年最快乐的回忆是油炸野兔、烤野兔、炖野兔和野兔馅饼。"）

　　自学成才的"营养经济学家"霍勒斯·弗莱彻（Horace Fletcher）信奉一种独特的方法，不用依靠定量配给或长耳大野兔，就能帮助美国人民度过战时肉品短缺。弗莱彻提出的是一项尽管有些繁重但却简单的对人体机制的调整。

第 4 章　**最长的晚餐：**

　　　　　充分咀嚼能降低债务吗？

霍勒斯·弗莱彻的所有文章装在一个薄羊绒开衫包装盒那么大的硬纸盒里。自诩为经济营养学家的他虽然没上过哈佛[1]，但是哈佛确实收藏了他的信件，现在正存放在霍顿图书馆（Houghton Library）某个昏暗的角落里。我是在五月的一个春日去参观它们的。透过敞开的窗户可以看到外面正在进行毕业典礼彩排，人们面对一排排空椅子发表着讲话。我记得那些收藏信件叠起来不怎么厚的样子让我着实松了口气，因为它看起来似乎能在几小时内读完，这样我就可以留下些时间尽情享受坎布里奇（Cambridge）[2]温暖明媚、春意盎然的下午。

那个硬纸盒具有欺骗性。弗莱彻把论文都打印在了最薄的洋葱皮打字纸上。纸张的页边距随着时间的推移变得越来越小，经常全都消失不见。弗莱彻是一个效率狂，他对效率的执着似乎延续到了他的写信习惯上。正如他认为要从一口食物中尽可能多地汲取营养一样，他力求最大化地利用每一张信纸。1913年前后，他把段落的双倍行距改为单倍行距，并开始在纸的两面都打上字。由于纸薄得几乎透明，弗莱彻打的字渗到背面，使得有些信件虽然是打出来的，但上面的字几乎难以辨认。

在我看来，当对效率的追求超过了一个合适的度，就会到达一种愚蠢疯狂的地步。与在其他方面付出的代价相比，节省下的金

---

[1] 不过，他确实把遗产分配后的剩余部分留给了哈佛，其中的一部分用于资助霍勒斯·弗莱彻奖。这个奖项用于奖励每年以"'环状乳头状体和口腔唾液在营养调节中的生理经济的特殊用途'为主题的最佳毕业论文"。哈佛大学奖学金办公室没有任何申请该奖的记录，更别说获奖了。

[2] 译注：美国哈佛大学的所在地，马萨诸塞州坎布里奇市。

钱或资源就不再具有价值了。霍勒斯·弗莱彻的整个职业生涯都围绕着这个度展开。而让我惊讶的是人们认真对待他的程度。

弗莱彻掀起了一股极端充分咀嚼食物的风潮。我们说的不是英国首相威廉·格莱斯顿（William Gladstone）提倡的一口食物嚼32下。我们要讨论的是："五分之一益司小洋葱（有时被称为"challot"）的中间部分在经过无意识吞咽前，要进行722次咀嚼。"（更多关于咀嚼和"口腔设备（oral device）"的内容见第七章。）

据大多数人的描述，弗莱彻本人并不像会说出那句话的疯子。人们形容他是一个开朗、有魅力的美食家。他喜欢穿米色的西装，与他棕褐色的皮肤很相衬，和他雪白的头发很相配。他崇尚强健的身体、严谨的生活、良好的举止和美味的食物。

弗莱彻温文尔雅的魅力和人脉使他受益良多。将军们和总统们开始了"弗莱彻化（Fletcherizing）"，亨利·詹姆斯（Henry James）、弗朗茨·卡夫卡（Franz Kafka）也是如此，当然还少不了阿瑟·柯南·道尔爵士（Sir Arthur Conan Doyle）。在1912年这股热潮达到顶峰之际，俄克拉何马州（Oklahoma）参议员罗伯特·L.欧文（Robert L. Owen）撰写了一份公告（其草稿存放于弗莱彻的论文集中），敦促要依据弗莱彻体系的原则组建国家卫生部（National Department of Health）。参议员欧文宣称过度咀嚼是一项"国有资产"，应在学校强制推行。不久之后，弗莱彻在赫伯特·胡佛（Herbert Hoover）政府的第一次世界大战设立于比利时的救济委员会（Commission for Relief）中率先获得了一个职位。

光凭个人魅力不足以使他谋得这样的职务。弗莱彻主义有很强的直觉吸引力。弗莱彻相信，并真正地认定，通过咀嚼每一口食物直到其液化溶解，人们可以吸收约为原先两倍的维生素和其他营养物质。他在1901年一封信中提到："平时食物消耗量的一半就够人们食用了。"此举不仅经济（弗莱彻估计美国通过"弗莱彻化"可以每天节省50万美元）还健康，至少他是这么认为的。他写道，把没有咀嚼透彻的一堆食物输送到肠道会加重肠道的负担，并使细胞被"腐烂的细菌分解"的副产物所污染。当时，其他粪便恐惧者提倡用灌肠来加速食物通过腐败区域（更多这方面的内容见第十四章），而弗莱彻建议输送更少的腐败原料。

弗莱彻还写道，他的超高效咀嚼法的实践者产生的排泄物只会有他那个时代健康和卫生教科书中提到的排泄物正常量的十分之一。而且质量卓越：一位未提及姓名的"文学测试对象"证明了这一点。1903年7月，他住在华盛顿的一家旅馆时每天只喝一杯牛奶，用弗莱彻法吃四个玉米松饼。这是一个能使写作效率最大化的测试场景。8天之后，他产出了64 000字的文章和一次粪便。

"他蹲在房间的地上，毫不费力地把直肠里的东西排到手心……"这位匿名作家的医生在弗莱彻的一本书中收录的信里写道。"排泄物几乎呈圆球状，"手上没有沾染到任何污渍。"它没有什么气味，还不及一块热饼干散发的气味大。"这个人的排泄物是如此的了不起，如此的干净，以至于他的医生受到激励，把它作为一个值得追求的榜样。弗莱彻在脚注中补充到，"类似干燥的样本已经保存了5年都没有发生任何变化"。 希望这个样本和饼干保持了安全距离。

如果人们以每秒一次的速度咀嚼，那么弗莱彻化一口小洋葱需要10多分钟。晚餐时的交谈成了挑战。金融家威廉·福布斯

（William Forbes）在1906年的日记中写道："霍勒斯·弗莱彻来吃了一顿安静的晚餐，食物得到了充分咀嚼。"灾难降临到了非弗莱彻化的人的头上，他们被迫忍受着历史学家玛格丽特·巴奈特（Margaret Barnett）所称的"紧张而可怕的寂静……还伴随着他们不停咀嚼的痛苦折磨"。营养时尚达人约翰·哈维·凯洛格（John Harvey Kellogg）开的疗养院短暂采纳了弗莱彻主义①。为了让用餐时间变得更有生气，凯洛格雇了一支四重奏乐队。当吃饭的人们在那里面无表情地辛苦咀嚼时，乐队演唱着他自己原创的作品《咀嚼之歌》（*The Chewing Song*）②。我试图寻找有关的影片录像，但无果。不过巴奈特可能是对的，她觉得"弗莱彻们在餐桌上的样子并不吸引人"。她写道，弗朗茨·卡夫卡的父亲"吃晚饭时躲在一张报纸后面，以免看到这位作家弗莱彻食物"。

　　这个既不雅观又极端的做法是怎样开始被人们认真对待的呢？弗莱彻是个坚持不懈、结交广泛的社交能手，他一开始就争取科学家们站在自己这一边。虽然他不具备任何医学或生理学背景，但他结交到的朋友们具备。1900年，当弗莱彻住在威尼斯的一家酒店时，他和酒店医生欧内斯特·范·萨默伦（Ernest van

---

　　① 这两位因粪便而分道扬镳了。凯洛格的健康、理想的粪便是每天四根零散的圆木状粪便；而弗莱彻认为应是每周一次的干球粪便。分歧最后变成了人身攻击。"他的舌苔很厚，口气很臭"凯洛格抨击道。
　　② 我只找到了一小段歌词，不过足够了。"我要咀嚼 / 因为我想咀嚼 / 这是自然的感觉 / 当糟糕的厨子发明炖菜以前 / 当吃的唯一方式就是咀嚼，咀嚼，咀嚼。"（I choose to chew / because I wish to do / the sort of thing that Nature had in view / Before bad cooks invented sav'ry stew / When the only way to eat was to chew, chew, chew.）

Someren）成了朋友。最初，范·萨默伦对弗莱彻的继女比对他的理论更感兴趣，但最终还是被他说服了（或者说被他软磨硬泡到妥协，弗莱彻的信虽然辞藻华丽①，但却是冗长啰唆的长篇大论）。范·萨默伦用医学术语包装了弗莱彻的理论，比如"吞咽的二次反射"。

由于只有酒店医生有空闲时间，范·萨默伦开始着手收集数据，他俩都清楚弗莱彻的理论需要这些数据来得到科学界的认可。弗莱彻曾在自己身上做过实验，但这些努力不太可能在研究领域有说服力。他只是称了称体重，记录了他自己和"我的兄弟卡尔"穿越法国的自行车旅行期间，身体每天的输入和产出。比如弗莱彻在1900年写给他的一个赞助人的信中描述的情形：卡尔"是个年轻的穿着民族服装的提洛尔人"，被雇来拎秤，"还帮我推自行车上坡，是个好帮手"。

范·萨默伦在1901年的英国医学协会（British Medical Association）会议上讲解了一篇有关充分咀嚼的论文，在国际生理学大会（International Congress of Physiology）上又讲了一遍。伦敦皇家学会（London's Royal Society）、剑桥大学和耶鲁大学的②罗素·齐藤登（Russell Chittenden）这样的知名科学家们对此虽持怀疑态度，却被激起了好奇心。他们着手进行了后续研究，得出了各异的结

---

① 如："维苏威火山以骇人的速度向外吐着岩浆"。

② 齐藤登研究项目的总结发表在 1903 年 6 月的《大众科学月刊》（*Popular Science Monthly*）上，在这篇总结的同一页，有一段对于"勒阿弗尔两腿马"的描述：一个生来就没有前腿的小马驹样子像一只袋鼠，"但对它来说这算不上是个慰藉，因为袋鼠至少有前腿，虽然又小又短，但总比没有强"。乐观点来说，这头小马驹"非常健康，还有一只山羊喂养它"。

论。1904年，美国陆军医疗队（Hospital Corps Detachment of the U.S. Army）的13名小伙子被调离了原来的护理岗位，在弗莱彻和齐藤登的低热量、低蛋白、超级咀嚼法的试验中充当了6个月的小白鼠。这里并没有一个身材魁梧、穿着短裤戴着羽毛毡帽[①]的小伙子来帮他们称重和收拾房间。他们的工作从早晨6点45分开始，其中包括一个半小时的"营房职责，比如…… 协助测量尿液和粪便，并将其送往化验室，清洗粪便收集罐和尿液收集瓶等"。

齐藤登声称，证据表明弗莱彻体系可以使一名男性仅靠当前营养指南推荐的三分之二的卡路里和一半的蛋白质来过活。尽管这些主张大部分没有得到其他科学家的认可，还遭受到一些批评，却正中粮食供应者的下怀：比如那些军队的官员和其他需要用有限的预算来养活饥饿的一群人的岗位。在美国和欧洲，济贫院、监狱和学校的管理人员都对弗莱彻主义跃跃欲试。美国陆军医疗部（U.S. Army Medical Department）发布了正式的"获得营养物质经济化的方法"——即弗莱彻体系——的指导说明。（"咀嚼所有的固体食物直至完全液化溶解"，指导的开篇就是我们熟悉的一再重复的句子。）1917年，齐藤登成为赫伯特·胡佛（Herbert Hoover）总统的科学顾问，随后担任了美国食品管理局（U.S. Food Administration）局长。弗莱彻在第一次世界大战期间住在比利时，而且与美国驻比利时大使很合得来，他借助这两层关系成功谋得了胡佛（Herbert Hoover）救济委员会一个职务——"荣誉消化专家"。他和齐藤登一起尽其所能试图说服胡佛把弗莱彻主义作为美

---

① 译注：提洛尔人的民族服饰。这里代指卡尔。

国经济政策的一部分，以此来证明运送到海外的民用口粮数量减少三分之二是合理的。不过胡佛明智地拒绝了。

弗莱彻的本色偶尔能透过他米色西装的缝合处显露出来。1910年，他在一封信中吹嘘说，一个五口之家用15个月弗莱彻咀嚼法省下的钱足以置办五居室公寓的所有家具。不过他又补充道："当然，家具是最简单的那种。"这些是一个常年住在华尔道夫酒店（Waldorf Astoria）套房的人写的。他在信的结尾处总结了自己的策略："经济学专家来帮助野心勃勃的蠢人。"让他们大嚼特嚼蛋糕吧。

19世纪和20世纪初出现了一大批可能是出于好意但更可能只是贪心的人，试图用芝麻大的预算来养活穷人。在老吉恩·德·阿塞特和小阿塞特（Jean d'Arcet Sr. and Jr.）的例子中，真的芝麻提供的营养比两人提出的方案要多。1817年，商业化学家小阿塞特提出了一种从骨头中提取明胶（以及从巴黎福利金库里提取资金）的方法。公立医院和救济院相信了这种荒谬的说法，即"一两阿塞特明胶的营养价值相当于1千克多的肉"，于是他们开始供给用这种明胶做的汤。

1831年，在巴黎一家声名狼藉的专门收治穷人的医院——主宫医院（Hôtel-Dieu）里，医生们进行了一项实验来比较传统法国肉汤（bouillon）和明胶做的肉汤，医院里怨声载道。实验表明明胶汤"更难喝，更易腐烂，更不易消化，营养价值更低，而且它还经常引起腹泻"。法国科学院（French Academy of Sciences）突然变得不作为，仅指派了一个委员会来调查此事。明胶委员会（Gelatin Commission）磨蹭了10年才最终否定了明胶汤。该委员会报告称，用明胶喂动物会"激起它们难以忍受的厌恶，以至于它们宁愿挨饿也不愿碰明胶"。

与之异曲同工的是，1859年出版的《加州农民和实用科学杂志》（*California Farmer and Journal of Useful Sciences*）提供了一种从秘鲁海鸟粪便中制作营养提取物的配方①。虽然它的发明者，英格兰的温·克拉克（Win. Clark）先生，向"社会各阶层"都推荐了他的"点金石"，但他认为这种营养提取物尤其适合"那些努力工作但没有办法买得起肉的人"。克拉克先生声称，两到三汤匙的营养提取物相当于1千克肉，其相对于肉的优势是它能赋予工人们平时吃的土豆和豌豆"一种非常可口的味道"！

在1979年，明尼阿波利斯市（Minneapolis）的两名研究人员对弗莱彻主义进行了试验。他们把10名研究对象带到当地退伍军人管理医院，买了一些花生和几罐花生酱。受试者首先吃一种几乎以花生为唯一脂肪来源的饮食，然后用花生酱来代替花生，花生酱在此作为美学上能被人接受的经过充分咀嚼的花生的替代品。随后，研究人员分析受试者的"消化灰分"（弗莱彻喜欢这么叫排泄物），检测有多少花生脂肪没被人体吸收。

这项研究的论文发表在1980年10月的《新英格兰医学杂志》（*New England Journal of Medicine*），论文总结道："'大自然会惩罚那些不咀嚼食物的人'可能有一定道理。"他们发现受试者在吃整颗花生的饮食时，摄入脂肪的18％会被人体排出。而当他们改吃

---

①"将1千克鸟粪和3升水放入搪瓷炖锅中煮3~4小时，然后冷却。分离出透明的液体，就可以得到大约1升的健康提取物。"不过作者告诫要省着用，否则它就"会像胡椒或醋一样令人反感"。

花生酱时，粪便中只存在7％未吸收的脂肪。

但花生并不能代表一般食物。通过对"粪便样本的视觉观察"（《新英格兰医学杂志》对"冲厕所前瞟一眼"的学术用语），大家都知道花生碎块经过消化道时不会被完全消化。坚果类都是这样。花生（和玉米粒）如此独特，确实难以被消化分解，它们因此成为"标记食物"用于测试肠道运输时间[①]（即从进食至排出的时间）。花生是马丁·斯托克（Martin Stocks）挑选出的具有这种特性的食物，马丁是"肠道模型"（Model Gut）的业务拓展经理。"肠道模型"是一种消化道模拟计算机模型[②]，可用来进行营养吸收的研究。

我曾经联系过斯托克，问他能否用"肠道模型"来测试弗莱彻主义。他认为可以，但"可能需要1万到2万美元"。他的看法是，对于某几种难消化的食物来说——这里他点名坚果和生肉——大量咀嚼可能会使营养物质和能量的吸收有一点点提高，但对总体营养摄入不太可能有太大的影响。

斯托克把我的邮件转发给"肠道模型"的高级研究员理查德·福克斯（Richard Faulks）。福克斯不仅鄙夷极限咀嚼法，还对类似的用破壁机来提高营养素利用率的风尚不屑一顾。诚然，唾液确实会分泌能分解淀粉的酶，但胰腺也会产生这种酶，所以任何由于没经充分咀嚼而引起的消化疏忽都会在小肠处被接管。福克斯说，人体消化道已经进化到能从摄入的食物中获取最多的营

[①] 人体消化道就像美国铁路西雅图至洛杉矶的线路：全程大约需要30小时，最后一段路程的风景相当单调。

[②] 它甚至可以呕吐，"肠道模型"的设计者自豪地说。我发邮件询问该模型是否会排泄以及会排到什么地方，他们没有回复。

养，并且这可能就是身体的全部营养需求。"营养科学长期被这样一种观点侵扰：如果某些东西是有益的，那么多多益善。"他说。"这就导致了我们应该尽可能多地提取任何一种流行营养成分"这种错误的认知。这是对进化生物学和生存需要的亵渎。他差不多算是把霍勒斯·弗莱彻塞进"肠道模型"消化了一遍。

充分咀嚼也并非一无是处，有一个好处就是能让人放慢吃饭速度。这尤其对试图减肥的人有帮助。在大脑收到饱腹信息时，一个每口食物嚼32下辛勤劳作的进食者要比只嚼5下狼吞虎咽的人少吃了很多食物。但充分咀嚼和弗莱彻化过度咀嚼还是有差别的。福克斯说，每口食物嚼的次数过多，比如嚼100下，就会起到相反的效果。过度咀嚼会极大地延长吃饭时间，使胃有时间把前几口食物送到小肠，而最后几口食物依然还在餐桌上，空出的胃进而又可以放下更多的食物。可以想象，弗莱彻们的每顿饭都是没完没了、冗长无止境的，当他们终于吃光盘里的食物，放下餐巾时，他们又感到饥肠辘辘了。

更不用说，吃完早饭上午已经过半了。"谁有这闲时间呢？"在我向梅奥基金会（Mayo Foundation）的胃肠病学家杰米·阿兰达－米歇尔（Jaime Aranda-Michel）打电话询问弗莱彻化时他说。"你花一整天的时间就用来吃早餐，你会丢掉工作的！"

早在消化系统科研人员用退伍军人的粪便和"肠道模型"做研究之前，他们就有了亚历克西斯·圣马丁（Alexis St. Martin）。在19世纪早期，圣马丁是美国皮草公司（American Fur Company）的捕猎者，公司位于现在的密歇根。18岁时，他肋下意外中枪，枪伤愈合后伤口就像一条敞开的瘘管通道，胃上的洞与皮肤上的开口融合到了一起。圣马丁的外科医生威廉·博蒙特（William Beaumont）意识到这个不寻常的孔洞的价值，那是可以作为了解人类胃部活动和神秘胃液的一扇真正的窗户。在那之前，人们对胃液所知甚少。

第一项实验开始于1825年8月1日的中午。"我通过孔洞把下列食物用一根丝线吊着放进胃里：一块加了很多佐料的牛肉、一块生的腌制肥猪肉、一块盐腌瘦牛肉、一块不新鲜的面包、一些切好的生卷心菜……这个小伙子继续在屋子里干他平时干的活。"

在博蒙特研究生涯的第一天——弗莱彻主义发明的75年以前——他的研究就对弗莱彻主义①造成了沉重的打击："下午两点，我发现卷心菜、面包、猪肉和煮熟的牛肉都被消化干净，它们从丝线上消失了。"根本不需要咀嚼②。只有生牛肉完好无损。

博蒙特在圣马丁身上进行了100多次实验，并且基于这些研究成果最终出版了一本书，确保了他在医学史上的地位。今天的教

---

① 在最近的一项研究中，一名健康的成年男性没有咀嚼就吞下了一只被肢解的鼩鼱，他几乎把这只鼩鼱所有部分都消化掉了，只剩下28块骨头（鼩鼱一共有131块骨头）。（这个研究的本意并不是要揭穿弗莱彻。考古学家通常根据猎物的骨骼残骸得出有关人类和动物饮食的推论，而这项研究对考古学家有着警示作用。）论文的致谢部分感谢了这只鼩鼱，而不是吃它的那个人。这让我怀疑那个健康的成年男性就是论文的第一作者彼得·斯塔尔（Peter Stahl）。他证实了这一点，并补充道他是在"一点意大利面酱"的帮助下吞下去的。

② 在1909年纽约州罗切斯特举行的一次牙科会议上，有人在弗莱彻演讲后的讨论提问中向他指出了博蒙特的发现。一位观众说："不论食物在咽前咀嚼得彻底与否，还是这一口食物被整块放到胃里，消化的结果并没有实际的差别。"弗莱彻还没来得及回答，就有两位医生对弗莱彻的这个那个观点表示了认同。当弗莱彻再开口时，他的讲稿已往下翻了两页，关于博蒙特的提问不是被忘了，就是被有意地忽略了。不管出于哪种原因，弗莱彻都没有回答那个问题。

科书仍会经常以夸张的措辞提到博蒙特："美国生理学之父""美国生理学的守护神"。不过在亚历克西斯·圣马丁看来，博蒙特既不神圣也不是慈父。

第 5 章　"胃"险关系：

威廉·博蒙特和亚历克西斯·圣马丁的尖酸往事

有三幅著名的版画描绘了亚历克西斯·圣马丁（Alexis St.Martin）的青年时代，我在他的外科医生威廉·博蒙特（William Beaumount）的传记里，在博蒙特自己写的书里，在关于这两人的杂志文章中都见到过很多次。尽管这些艺术品绘制得非常精细，但你仍看不出圣马丁长什么样。三幅木版画描绘的都是他左胸口的下半部分和那个著名的孔洞。如若在一群人中，我想我先认出来的是他的乳头，而不是他的眼睛。这大概也是说得通的，博蒙特是一个研究者，而圣马丁是他的研究对象，对博蒙特而言他更像是一具躯体，而不是一个人。但是这两人认识对方长达30年之久，他们断断续续在一起生活了10年。他们在这段时间里没有互生情愫吗？他们之前到底是什么关系？圣马丁是受到了虐待，还是为科学而做的消化任务是一个苦力所能期望的最轻松的工作？

两人第一次见面是在1822年的6月，地点是麦基诺岛（Mackinac Island）上的一个美国皮草公司旗下的直营店。圣马丁是一名法裔加拿大船夫，一个契约猎人，他用独木舟拖着兽皮徒步穿行于密歇根境内的森林间。圣马丁对他们两人历史性的相遇没有什么记忆，他当时躺在地上，几乎没有了意识。有人的枪不小心走了火，好多发用来猎杀鸭子的霰弹猎枪子弹射进了圣马丁身体侧面，派到附近驻军的军医博蒙特被人们叫来帮忙。

麦基诺岛的鸭子显然不那么好对付。"我发现透过外部伤口露出了肺的一部分，足有火鸡蛋那么大，子弹穿过时划破灼伤了这部分肺。向下看去，另一个露出的东西像是一部分胃。乍一看我怎么也不相信在这种情况下人还能活着，近距离观察后发现确实是胃。露出的胃上有一个穿孔，孔径大到可以伸进我的食指，他早餐吃的食物从孔中流出，摊在了他的衣服上。"博蒙特对伤势的描述多少有些像在夸大其词。

凭借那个穿孔（以及在圣马丁羊毛衬衫的褶皱中一下就能看见消化到已不成形的肉和面包），博蒙特成为闻名全国的焦点人物。意大利研究消化的实验人员曾把食物放到活体动物的胃中再取出来，还用过绳子吊着海绵吸取胃液，他们有时甚至会催吐自己。而圣马丁胃上的开口为探究人的胃液和体内消化过程提供了一个前所未有的机会。（我们将在第八章中深入认真探讨关于胃的问题。就目前而言，我想探索的是医学界最奇怪的一对儿。）

那时的博蒙特37岁，正在寻找一份比军事哨所里默默无闻却辛劳艰苦的乡村外科助理医生更光彩的工作。他究竟是什么时候意识到圣马丁洞的价值（以及他有没有努力去尝试合上它），仍是人们一直在猜测的问题。一位名叫古尔登·哈伯德（Gurdon Hubbard）的人是那个意外唯一的目击者。根据他的回忆，博蒙特意识到圣马丁研究价值的时间比他自己声称的要早。"我非常了解博蒙特医生。医生在第一次检查后不久就构想了通过孔口将食物引入胃部的实验，他故意留着那个开口，以保持其开放状态为目的来进行治疗。"

博蒙特对此予以否认。他在日记中宣称他已经尝试了"我能力范围内的所有办法去关闭那个胃穿孔"。我猜真相可能是介于这两种说法之间，但更接近于哈伯德的版本，因为唯有此可以解释博蒙特对一个他不认识的人所做出的令人费解的奉献，而且博蒙特生来就有的优越感本来也不会使他在意这个人。圣马丁是一个"食猪肉的人"（mangeur du lard，porkeater），是最低等的船夫。然而在1823年4月，当圣马丁的医院护理基金用完后，博蒙特把他接到了家里。他在日记中给出的解释是：他这么做"纯粹是出于慈善的目的"。我对此深表怀疑。

圣马丁的身体恢复得差不多时，博蒙特就派他去干活。从一开始，博蒙特就盯着那个瘘管，差不多就是字面意义上的盯。博蒙特在他的日记中写道："当他侧躺时，我可以直接看到胃的内腔，而且几乎可以看见食物的消化过程。"我很想知道博蒙特第一次是如何提出这个实验方案的。圣马丁完全不了解科学方法。他不识字，几乎不会说英语。他说的是一种口音很重的法裔加拿大土话，以至于博蒙特在枪击当天的笔记里误把圣马丁（St. Martin）记成了"沙马塔"（Samata）。博蒙特有记日记的习惯，医学伦理学家詹森·卡拉维什（Jason Karlawish）通过细致透彻的研究写出了关于这一对儿精彩的历史小说。但不论是我还是詹森·卡拉维什，都没能在他的日记里找到圣马丁对这个不同寻常的研究方案的最初反应。

在《工作伦理学：威廉·博蒙特、亚历克西斯·圣马丁和南北战争前美国的医学研究》（*Working Ethics: William Beaumont, Alexis St. Martin, and Medical Research in Antebellum America*）一文中，历史学家亚莉克莎·格林（Alexa Green）把这两人的关系解释为明确的主仆关系。"如果那个男人想从你身体侧面塞进一块羊肉，你就得让他这么做。其他分配的任务也是如此。"（当圣马丁的伤口愈合得差不多，继续提供照料护理这个理由变得没说服力时，博蒙特开始给圣马丁发薪水。）

博蒙特和圣马丁的身份地位虽然相差如此悬殊，但他们在一起居住时的关系却出奇地亲密。"胃在空腹、未受食物刺激的状态下，舌头贴在胃黏膜上尝不出酸味①。"我最终是在迪安·康威尔（Dean Cornwell）的一幅名为《博蒙特和圣马丁》（*Beaumont and St. Martin*）画作中找到了一张圣马丁作为一个完整的年轻人的图像。这幅画是惠氏制药公司（Wyeth Laboratories）在1938年委托康威尔创作的"美国医学先锋"（Pioneers of American Medicine）系列广告宣传画的一部分。虽然圣马丁成年后一直都留着那个倒霉的偏分波波头，但康威尔绘制的他很是标致：宽阔的颧骨，垂直高挺的鹰钩鼻，结实的肌肉，深褐色的胸部和手臂。博蒙特风度翩翩但打扮得油头粉面。他的头发奇怪地卷成一团，就像从蛋糕师的奶油装裱袋里挤出来的东西。

康威尔画的是密歇根州的福特克劳福德（Fort Crawford），圣马丁第二次受雇于博蒙特时的情形，时间大约在1830年。在博蒙特消化研究的这个阶段，他一直在试图验证胃液在离开身体的"生命力"（vital force）后，在胃外部能否还有效用。（有）他把圣马丁胃的分泌物装了一小瓶又一小瓶，然后滴进各种各样的食物里。那个小屋仿佛变成了胃液农场。在这幅画中，博蒙特把一节橡胶管的一端放在圣马丁的胃里，在管子的另一端，胃液滴进博蒙

---

① 用舌头并没有听上去那么奇怪。在医生把病人的体液送到实验室分析之前，他们有时会依赖舌头和鼻子做诊断。比如说，尿液很甜表明病人患有糖尿病。塞缪尔·库珀（Samuel Cooper）博士在1823年出版的《实用外科词典》（*Dictionary of Practical Surgery*）中写道，脓液与黏液可以通过"带甜味的、令人作呕的"味道和"特有的气味"区别开来。对于那些还在为区分两者而艰难挣扎的医生（也许是因为他努力从词典里学习外科手术），库珀给出了这样的方法："脓液会在水中下沉，而黏液会浮在水面。"

特两腿间夹着的一个瓶子里。

我花了很长时间盯着这幅画看，试图分析出他俩的关系。他们两人的身份之间有一道明显的鸿沟。圣马丁的粗布裤已磨破了膝盖。而博蒙特一身戎装——铜扣夹克，金肩章，镶有绲边的马裤塞进齐膝的靴子里。"没错"，康威尔像是在说，"这对我们的圣马丁来说不是一个愉快的处境，但是你瞧，看看吧，这个他有幸为之服务的仪表堂堂的人。"（大概康威尔为了美化他的主人公，在服装方面自由发挥了一下。任何与盐酸①打交道的人都知道你不会在实验室里穿自己的衣服。）

我很难从画中看出他们的情绪。圣马丁看起来既不高兴也不感到委屈。他侧卧着，用肘部支撑着身体。他的姿势和凝望远方的眼神让人觉得他是斜倚在一堆篝火旁。博蒙特笔直地坐在床边的鹿皮椅上。他抬头凝视着不远不近的高处，仿佛小屋的墙上安装了一台电视机。他看起来就像一个探视病人但已无话可说的访客。这幅画的基调是禁欲主义：一个人为了科学忍耐着，另一个人为了生存忍受着。鉴于这幅画本身的意图，即对医学（以及博蒙特和惠氏）的赞颂，那么粉饰一下情感内容也是合情合理的。整个实验对他们来说都不会是一件有趣的事。至少博蒙特有一次在他的笔记里提到了圣马丁的"愤怒和不耐烦"。整个过程不仅冗长乏味，还伴有生理性的不舒适感。博蒙特写道，胃液的提取过程"通常伴随着在胃部凹陷处的一种特殊感觉[术语是下沉（sinking）]，同时还有一定程度的晕眩，这些不适感不得不使提取操作被迫停止"。

---

① 译注：胃酸的成分即为盐酸。

博蒙特和医疗机构表现出的不尊重——从有关圣马丁的信函中就可以明显感受到——让圣马丁的处境变得更糟糕了。圣马丁在30多岁时仍被称为"那个男孩"。他是"人体试管""你的专利消化器"。在体外消化实验中,博蒙特曾让圣马丁把几瓶胃液夹在胳膊下来模拟胃的温度和胃的运动。博蒙特在笔记中写道:"置于腋窝内,频繁摇动一个半小时。"如果你从未听过"腋窝"(axilla)这个术语,那么你会以为它是一件实验室设备,而不是一个法裔加拿大人的腋下。博蒙特进行了几十次需要圣马丁这样夹着小瓶经过6小时、8小时、11小时,甚至24小时(为了消化玉米粒!)的实验。不出所料,圣马丁曾离开两次(博蒙特称之为"潜逃"),部分原因是去加拿大看望家人,但主要是因为他已经受够了。圣马丁只在第二次离开时违反了已签订的合同,而博蒙特为此一直很愤怒。大约在那个时候,博蒙特给美国卫生局局长写了一封信,在信中,博蒙特痛斥圣马丁"卑劣顽固且丑陋"。

　　但博蒙特没有其他可以利用的瘘管胃。虽然他完成了实验,但是他仍需要圣马丁来提高他在海外的地位。博蒙特在职业生涯后期结识了一群欧洲科学家,他将几瓶胃液邮寄[①]给这些化学家和其他科学家进行分析。(他那个时期的来往信件既毛骨悚然又彬彬有礼。"非常感谢您送的这瓶胃液。""正如您在上一封信中提到的那

---

　　① 在19世纪,邮寄体液是一项艰巨的工作。从美国运一批货到欧洲需要4个月时间。等寄到时,体液可能会"洒出来"或者"坏了"或者两者都有。一位与博蒙特合作的人行事非常谨慎,让他把这些分泌物"装在林奇克拉克公司(Lynch & Clark)约500毫升的Congress水瓶里,仔细做上标记,封好,用结实的皮革和细绳封好,套在锡罐里,再把盖子焊接上"。

样，我在搅碎的肉上做实验有一种特殊的乐趣。"）尽管这些人都没能成功鉴别出胃的多种"汁液"成分，但确实有人邀请他去欧洲做演讲，圣马丁作为一种"人体幻灯片"也一同随行。

紧接着是一场持续了十多年的《哔哔鸟和歪心狼》（ *Coyote and Roadrunner* ）[①]的游戏。博蒙特、圣马丁和美国皮草公司的联系人之间往来了60封信件。公司联系人找到了圣马丁，试图通过协商让他回到博蒙特那里。这是一个买方狂热的卖方市场。随着一轮又一轮的沟通（尽管圣马丁向来用词礼貌且总以"向你的家人致以我的爱意"结尾，但他不松口，坚持要更多报酬，或者找各种借口）博蒙特提高了他的报价：每年250美元，另外50美元用于安置他的妻子和5个孩子（博蒙特一度用"他的家畜"来指代他们）。或许还有政府养老金和一块土地？博蒙特最后的计划是，如果圣马丁愿意离开他的家人，他就每年给圣马丁500美元。在那时博蒙特已经开始动歪心思了："他只要再回到我这里，我会以我的方式尽力控制住他。"但是圣马丁——哔，哔——还是逃出了他的手掌心。

最终，博蒙特死在了圣马丁前面。若干年后，当圣马丁辞世时，博蒙特的一位同事想拿走这只传说中的胃以供研究和博物馆展览，圣马丁家人发来一份电报，里面的内容一定让报务员犹豫

---

① 译注：该作品是1949年由华纳公司出品的"Looney Tunes（乐一通）"系列动画片。主要讲述一只狡猾的Coyote（歪心狼）一心想要吃掉机智的Roadrunner（哔哔鸟），为此与之展开了一系列的斗智斗勇的故事。故事所有的结局都是歪心狼作茧自缚，败在自己的小聪明里。哔哔鸟的原型为走鹃，它在奔跑的时候会发出"哔，哔"的鸣叫。

了："别来解剖，否则要你小命。"

以今天政治正确的标准来看，威廉·博蒙特有着令人反感的占有欲和优越感。我倒不认为这是因为博蒙特道德有缺陷，毕竟他在日记中声称他坚持遵循着本杰明·富兰克林（Benjamin Franklin）的"道德完善计划"。在我看来，这应是19世纪社会阶级结构和医学伦理学尚不完善的产物。当时的医疗机构并不太关心知情同意和人体实验对象的权利问题。那时的人们不会去谴责威廉·博蒙特利用"食猪肉的人"来推进科学知识或发展自己的事业。他们会指出，圣马丁得到了补偿而且从来没被强迫过。人们对博蒙特的评价完全是基于他对生理学的贡献与奉献。他过去是，现在仍是医学史上备受赞誉的人物。

在博蒙特和圣马丁的故事中，最让人印象深刻的是博蒙特对这项研究的痴迷。他把自己的大半生和自己的几千美元都投入到对胃液的研究。他以科学之名，甘愿亲自去尝别人胃里消化成半流质的鸡肉（"味淡，略甜"）。正如他的传记作者杰西·迈尔（Jesse Myer）写的那样，他"对自己的研究如此痴迷，以至于很难理解为什么别人都没有和他一样的兴趣"。博蒙特的书《胃液的实验与观察及消化生理学》（*Experiments and Observations on the Gastric Juice, and the Physiology of Digestion*）在美国销量平平，英国出版商对此也毫无兴趣，这让博蒙特深受打击。（一封从头到尾都措辞冰冷的拒绝信这样写道："我已退回博蒙特的实验，我不感兴趣，不愿出价。"）在贝克尔医学图书馆（Becker Medical Library）收藏的威廉·博蒙特的文献集中，有几封他写给海军部长和战争部长的信件，信中敦促他们购买100本他的书。（有个心肠较软的海军部长买了12本。）博蒙特有一些身居高位的朋友，他给每个人都寄去一本他亲笔签名的书。想象一下这幅画面，时任美国副总统的马丁·范布伦（Martin Van Buren）靠在他那张豪华的真皮老板椅上，随意翻开博蒙特的书，读着"上午9点，我把一根结实的老猪的肋骨放进一个装有纯胃液的小瓶里，胃液是今天早上从胃里取出来的"。大使、首席法官、参议员和众议员都被迫从他们沉重的生活中抽出时间，为一本关于胃分泌物的书写感谢函。（"确实是一本极其有趣的作品。""我很遗憾还没能仔细研究它。"）

痴迷像是一副眼罩，而博蒙特紧紧地箍着它。他过分夸大了胃酸的作用，忽视了胃蛋白酶和胰酶的消化作用。成千上万的胃酸反流患者使用药物来抑制胃酸的产生，他们的状况证明人只需要很少的胃酸就可以生存。事实上，胃酸的主要作用是杀菌，这是博蒙特从未想过的事实。他这持续了数十年的实验告诉了我们什么？消化是化学的，不是机械的（不过欧洲的研究人员在2个世纪前的动物实验中就证明了这一点）。蛋白质比蔬菜更容易消化。胃液不需要身体里的"生命力"来发挥作用。总之，也没有告诉我们多少新东西。

我的书架上有一本关于唾液的书，共241页。这本书是它的作者艾丽卡·西莱蒂（Erika Silletti）送给我的礼物，上面有西莱蒂给我的亲笔签名。她想必也像威廉·博蒙特一样为自己的书感到自豪，同时她也要承受致力于消化科学的科学家所特有的负担：那些揶揄和冷嘲热讽的人，他们无法理解为什么有人会做这些事来谋生；那些期待吹嘘自己孩子从事外科或神经科学领域的父母的失望；约会从来在第一次之后就没了下文。

西莱蒂博士听到我想参观她的唾液实验室之后感到很高兴。很少有人主动要求参观艾丽卡·西莱蒂的实验室。老实说，我对唾液很好奇，但我更好奇痴迷这种感觉在科学探究中起到的作用。我认为可以这样说，某种程度的痴迷对科学的良性发展是必要的，当然更是科学突破的必要条件。如果我能和威廉·博蒙特在他的实验室里度过一段时间，我想我对他和他的工作那最初的负面印象（他的非传统的实验方法以及他看似对圣马丁的冷漠无情）也会烟消云散。在他们的小屋里，我会对他工作的创造性和他的奉献程度肃然起敬。我还是会同情圣马丁，不是因为博蒙特待他不好，而是因为命——因为他出生的环境没有给他任何成为威廉·博蒙特的机会。

当然，与被同事误解、整日在实验室埋头苦干的博蒙特相比，可能圣马丁在他那简朴的棚屋与家人"毫无顾忌的赤裸①"会感到更快乐。只能说，人各有所好。博蒙特是一个事业至上的人。和其他科研人员一样，他一丝不苟，严格苛刻。人们可以掌控科学，但掌控不了人，人是麻烦而又不可预测的东西。这就是为什么圣马丁是博蒙特的研究中最棘手的部分。

下面是威廉·博蒙特对唾液的看法："在我看来，唾液合理且唯一的用途是润滑食物，帮助食团穿过食道。"博蒙特在某些事情上是对的，但他对口水的看法却大错特错了。

---

① 译注：原文为"necket"，圣马丁说 naked（裸体）时的口音。

第 6 章　洗尽铅华始见金津:
应装瓶收之

艾丽卡·西莱蒂（Erika Silletti）研究唾液的地方是荷兰瓦赫宁根（Wageningen）一间阳光明媚的顶楼实验室。实验室的一面墙上挂着高迪①建筑物的海报，窗户看起来像是最近刚擦过。我去拜访她的那天，她穿着一条剪裁考究、短而得体的羊毛短裙，脚蹬一双黑色皮靴，上身穿着一件鸽灰色羊绒衫。如果你在杂志上看到西莱蒂的照片，心里认定她照片上奶油色皮肤和完美对称的容貌是PS之后的样子，这也许会让你好受一点。她的实验室里只有一件东西符合我对唾液科学的想象：一个两英尺高自立式钢制厚纸巾架，上面放着一卷我见过的最厚的大纸巾。

我是在一次牙医学会议上浏览研究摘要②时遇到艾丽卡·西莱蒂的。她后来告诉我，她在讲解她的研究时得到的都是一片茫然的表情。她回到宾馆后哭着给男朋友打电话说："他们认为唾液只有润滑作用，没别的了！"

可以肯定地说，在这个世界上，没有人像艾丽卡·西莱蒂③那样理解和欣赏唾液了。

---

① 译注：安东尼奥·高迪（Antonio Gaudi，1852 年 6 月 25 日—1926 年 6 月 10 日），西班牙建筑师，塑性建筑流派的代表人物，属于现代主义建筑风格。
② 译注：在学术会议上，通常有一片区域用来展示与会的各项研究的摘要，摘要以大幅海报的方式呈现。
③ 可能除了欧文·曼德尔（Irwin Mandel）。曼德尔是 100 篇有关唾液的论文的作者，是唾液研究奖（Salivary Research Award）的获得者，是 1997 年《牙科研究杂志》（*Journal of Dental Research*）的隆重致敬的获得者，是 1997 年《牙科研究杂志》的编辑。不过曼德尔没有亲自写致敬词。致敬词由 B. J. 鲍姆（Baum）、P. C. 福克斯（Fox）和 L. A. 塔巴克（Tabak）共同完成。有三个作者意味着没有一个人会因为这句话而受到指责："唾液就是他的船，他随波逐流。"

人类分泌的唾液有两种类型：刺激性（stimulated）唾液和非刺激性（unstimulated）唾液，它们之间的相像程度还不及亲兄弟姐妹间的相像程度。其中那个更顺眼的孩子是刺激性唾液。它由脸颊和耳朵之间的腮腺分泌。当艾丽卡·西莱蒂做的一盘奶油白汁意大利面让你直流口水时，产生的即为刺激性唾液。这种类型的唾液占我们每人每天分泌的1~1.5升唾液的70%~90%。

我们现在就要收集一些刺激性唾液。西莱蒂戴上一双蓝色乳胶手套，手套与灰色毛衣相得益彰，看起来就像是整套服装的一部分。她拿起两个用瓶塞塞住的塑料小瓶。小瓶内部还有一个更小的小瓶，里面放着一团紧密压缩的圆柱形棉条。这就是唾液采集管系统。西莱蒂拔掉记号笔的笔帽，在一个小瓶子上标记了一个M，代表玛丽（Mary），在另一个小瓶子上标记了一个E[1]。

唾液采集管的说明书上有6种语言。艾丽卡·西莱蒂出生于意大利，英语流利，现在居住于荷兰，因此可以读懂3种语言。"轻轻咀嚼一分钟棉条。[2]""轻轻咀嚼一分钟棉条。[3]""轻轻咀嚼一分钟棉条。"这是一种最简单的收集刺激性唾液且不会收集到用于刺激唾液产生的食物的办法：咀嚼唾液收集装置。这是一种"机械刺激"（与之相对的是味觉或嗅觉刺激，我们之后会提到）。棉条[4]会通过毛细作用吸收我们分泌出的唾液，之后西莱蒂把棉条放回小瓶里，再放入离心机中。通过离心，唾液会从棉条中甩出来，通

---

① 译注：代表艾丽卡·西莱蒂，为 Erika 的首字母。
② 译注：原文为荷兰语。
③ 译注：原文为意大利语。
④ 译注：原文为意大利语。

过内瓶底部的开口向下流去，最后全部流到外层小瓶中。

唾液收集管告诉了我们一个明白无误的事实：你的腮腺根本不在乎你嚼的是什么。高吸水性的棉花完全不像食物，但腮腺仍不屈不挠地工作着，它们是你忠实的仆人："老板，无论你打算吃什么，我都会帮你把它吞下去。"

帮助人们吞咽东西是唾液最显而易见的好处，但它给予的帮助远不止于此。西莱蒂从她的托特包里拿出一瓶葡萄酒醋。她用滴管往我的舌头上滴了一些。"你感觉到了吗？唾液分泌到口腔来稀释酸性物质。"我感觉像是喝了一口温水。西莱蒂极有感染力地感叹道："大脑和嘴巴之间的交流，真快呀！"

醋、可乐、橘子汁、葡萄酒的pH值都在酸性区域：pH值在2~3之间。任何pH值低于4的物质都会溶解磷酸钙，而磷酸钙是牙釉质的主要成分。这个过程被称为去矿化作用（demineralization）。喝下任何酸性的饮料后，如果你把注意力集中在嘴巴，你会感受到一股突然涌出的暖流：腮腺分泌的唾液就像骑兵一样把pH值带回到安全区域。那天早些时候，西莱蒂翻开一本用荷兰语写成的关于唾液的教科书（唾液①），向我展示了一些牙齿的特写照片，这些牙齿的主人是有口腔干燥症的病人——他们要么是患有干燥综合征（Sjögren's syndrome），要么他们的唾液腺在放射治疗中受到过损伤。"这张真的非常触目惊心。"她说。这张照片显示的是：沿着牙龈线皆是病变引发的棕色伤口。"他们的牙齿太软了，甚至不能正常进食。"

---

① 译注：原文为荷兰语。

糖只是间接地导致龋齿。和人类一样，细菌也喜欢吃糖。"细菌们变得疯狂，在糖周围开派对狂欢，它们代谢、分解糖，然后释放代谢物，而这些代谢物就是酸"（虽然酸性不如可乐和葡萄酒那么强）。换句话说，糖本身不会引起蛀牙，引起蛀牙的是以糖为食物的细菌产生的酸性代谢物。和酸性食物进入口腔后的情形一样，唾液会稀释酸，使口腔pH值恢复到中性。

你或许想知道（虽然也可能不想），为什么新生儿（没有牙齿要保护）会分泌大量口水。西莱蒂知道答案。其中一个原因只是简单的物理结构问题。"他们缺少牙齿所以不能把口水挡在口腔内。"你的下门牙是阻挡唾液潮的堤坝。另一个原因是新生儿食用的高脂肪、百分之百全乳饮食。宝宝的口水（真可爱！）含有更多脂肪酶，这是一种可以分解脂肪的酶。（成年人的脂肪酶主要分布于小肠内。）更多的唾液意味着更多的脂肪酶。随着婴儿饮食变得多样，唾液脂肪酶会逐渐减少。

刺激性唾液中主要的消化酶是淀粉酶（不论年龄，每个人都是这样）。在西莱蒂舞蹈般的意大利口音中，它听起来就像一种利口酒或欧洲一位天真无邪的少女。淀粉酶把淀粉分解成人体可以利用的单糖。当你咀嚼面包时，你可以尝到这个分解的过程：当唾液和淀粉混合时，就会产生甜味。在一勺蛋奶沙司中加入一滴唾液，几秒钟后它就可以像水一样倒出来。

这表明了唾液（或者更好听一点儿：婴儿的口水）可以用来预处理食物污渍。衣物洗涤剂制造商常夸耀它们含有酶。而他们说的酶真的是消化酶吗？我给美国清洁协会（American Cleaning Institute）发了封邮件问了这个问题。这个协会听起来像一个前沿科研机构，但实际上它只是一个贸易组织，它的前身是名字没有那么响亮的"肥皂与清洁剂协会"（Soap and Detergent Association）。

媒体人布莱恩·桑索尼（Brian Sansoni）把我介绍给了一位名叫路易斯·斯皮兹（Luis Spitz）的化学家，不过他完全没有意识到其中的巧合①。当斯皮兹博士回答："对不起，我只知道与肥皂有关的问题"后，桑索尼——仍没察觉出另一个有趣的巧合——又给了我一位清洁剂行业顾问——基思·格里姆（Keith Grime）的电话号码。

当我终于止住了自己的笑意，我给格里姆打了个电话。答案是肯定的。高端的洗涤剂至少含有三种消化酶：分解淀粉污渍的淀粉酶、分解蛋白质的蛋白酶和分解油污的脂肪酶（脂肪不仅包括可食用的油脂，还包括皮脂之类的身体油脂）。洗衣剂本质上是一个装在盒子里的消化道。洗碗剂也是一样：内含的蛋白酶和脂肪酶会吃掉晚宴客人吃剩的食物。

将消化酶用于清洁的点子首先是化学家、Plexiglas 树脂玻璃的发明者奥托·罗姆（Otto Röhm）想出来的。1913年，罗姆从家畜的胰脏中提取出了酶，然后用它们预浸脏衣服。罗姆当时也许是以给屠宰场工人洗脏衣服为条件换取的胰脏，具体的细节已无从考证。从动物消化道中提取酶费钱又费力。第一个投入商业化生产的洗衣用酶，是科学家通过细菌生产的蛋白酶，之后不久便出现了商业化生产的脂肪酶。脂肪酶生产的方法是把基因转到一种真菌上，真菌更大，因此更容易操作。你无须用显微镜来观察菌

---

① 译注：路易斯·斯皮兹的姓为 Spitz，与"吐唾沫（spits）"读音和拼写皆相近。下文的另一个巧合指基思·格里姆的姓"Grime"，有"污垢"之意。

群（herd）或菌落（crop），或任何形容真菌聚集的名词。

格里姆给我介绍了一种在森林地表上发现的酶，它可以分解枯木中的纤维素。他在宝洁（Procter & Gamble）公司工作的时候，尝试用它来做织物柔顺剂。（这就是柔软剂的工作原理：它们非常温和地消解纤维。）虽然这种酶没起到预期效果，但它却发挥了更大的作用。它溶解了毛衣上相互缠绕形成的棉花纤维毛球。（悲惨的是，抗起球酶对羊毛制品没用。）

我们跑得离唾液有点远了，我还没问那个本来要问的问题，是时候该从森林回到唾液上了。

我问格里姆："如果吃东西时食物不小心洒到了衬衫上，用唾液擦拭有用吗? 作为一种天然的洗衣预浸剂?"

"这是个有趣的想法。"

格里姆博士随身携带着一支汰渍去污笔。他不用自己的唾液。

但艺术品修复者会用。博物馆馆际文物保护协会（Intermuseum Conservation Association）高级绘画修复师安德烈亚·舍瓦利耶（Andrea Chevalier）说："我们把棉花放在竹签上制成棉签，然后放嘴里沾湿。"唾液特别适用于易溶于溶剂或易溶于水的脆弱表面。1990年，一个葡萄牙文物修复小组将唾液与四种常用的非解构性清洁剂进行了对比。由于唾液的良好清洁能力，而且不会损害水镀金的金箔和低火烤漆黏土表面，它被评为"最好的"清洁剂。他们也测试了变性唾液 —— 即酶经过灭活处理的唾液，最后证明效果不如原始唾液。

对于更常规的清洁工作，绘画修复人员同洗衣剂配方设计者一样，他们会去使用商业生产的消化酶。蛋白酶，是蛋白质的消化酶，被用于溶解由蛋清或皮革胶合剂制成的薄涂层。（在以前，知识有限的保管员曾用兔皮制成的胶水涂在画布上，以固定存在剥落迹象的画作。）脂肪酶，是脂肪的消化酶，被用于分解亚麻油层。18世纪和19世纪的画家们用亚麻油来改进光线的折射效果，并且用于对艺术品"滋养表面"。

舍瓦利耶提到，某些修复员的唾液清洁效果明显好于其他修复员，这偶尔不禁引起人们猜测他们午餐时喝了多少马提尼酒。事实上，唾液的化学成分本来就存在着巨大的个体差异。

除了成分，唾液的分泌速度也存在着巨大的个体差异。比如西莱蒂和我，我们花相同的时间咀嚼棉条，我分泌了0.78毫升的刺激性唾液，而西莱蒂分泌了1.4毫升。她试图宽慰我道："这并不能说明我俩谁在唾液方面更厉害。"

"艾丽卡，我就是一个干瘪的谷糠。"

"快别这么说，玛丽。"

西莱蒂说她失陪一会儿："我去拿些冰。因为即使放一小会儿，唾液的味道也会变得很难闻。"①

趁她不在，我想借此机会与你们分享有关唾液的嗅觉刺激这一课题的惊人发现。科学表明，食物味道会让人流口水这个观点

---

① 这点我可以证明。我曾经参观过 Hill Top Research 公司的冰箱。Hill Top Research 公司的气味鉴评人会测试漱口水和猫砂等除臭产品的功效。当时的公司总裁杰克·怀尔德（Jack Wild）正在冰箱里找腋窝气味中的臭味成分，因为我想闻一闻。他一个接一个地打开小罐子，边闻边说："不对，这个是脚臭味，也不是这个，这是鱼胺味。"我问他哪一个最难闻。"长时间放置的唾液。"他毫不犹豫地说。"西尔玛和我都熏得干呕了。"我不记得西尔玛的职位是什么了，不过不管她是什么职位，她都值得涨工资。

是错误的。科学界已经反复强调过这一点，最近的一次是在1991年伦敦大学国王学院（King's College London）。10名受试者戴着用来传送气味的塑料面罩和5美分硬币大小的拉什利杯（Lashley cup）。（拉什利杯像是一种腺体贝雷帽，固定在腮腺的顶部用来收集腮腺的分泌物。）食物气味飘进志愿者的鼻子里：香草味、巧克力味、薄荷味、番茄味和牛肉味。最终只有一种气味，使一名受试者的唾液有明显增多。奇妙的是，这名受试者是个素食主义者，而她当时闻的是牛肉味。经过询问，这名女子透露那气味让她感到恶心。这种唾液分泌其实是呕吐前的流涎反应。

给这个研究挑毛病很容易。坐在实验室，戴着塑料面罩，闻着化学合成的气味，这与平时令人垂涎的用餐情景可谓相差甚远。但下面介绍的这个实验不存在这个问题。1960年，一位眼睛明亮、嘴唇饱满的年轻生理学家亚历山大·科尔（Alexander Kerr）在哈佛大学的实验室里煎着培根和鸡蛋。他面前是三位饥肠辘辘的志愿者，他们腮腺的分泌流量通过一个II型流出量记录仪[1]来测量（当时拉什利杯还没有被发明出来）。即使在这种情况下，受试者的口水流量也是在烹饪之前流得最多。名为A.G.的志愿者并不信服。A.G.确信，在吃东西前的那一瞬间，他能感觉到自己的嘴巴"在汹涌地流口水"。科尔却坚称事实并非如此，他告诉A.G.这感觉是一种假象，是由于那时他把注

---

[1] 其实东西没有听起来那么高科技。受试者倾身向前，每两分钟向这个仪器吐一次口水。此仪器相对于最早（约在1935年）的唾液收集技术只有一个小小的改进："受试者头部前倾地坐着，使唾液流到嘴前方……唾液从张开的双唇间滴落。"科尔的专题论文中有一张照片，上面是一位衣着考究、留着短发的女士，她手心朝下放在面前的桌子上，用前额支撑着身体。一个搪瓷盆的位置摆放得恰到好处，用来接滴落的口水。

意力转移到口腔内部，使他突然"意识到嘴里有唾液"而造成的。我虽然看到了实验数据，但依然觉得很难相信科尔博士。

雪下了一整个早上。湿漉漉的雪花一团团簇落在实验室外的树干和树枝上。西莱蒂也跟着我站到了窗前。她手里拿着小玻璃烧杯，里面装着刚用离心机分离出的刺激性唾液样品。

"真漂亮啊！"我说。西莱蒂点点头，但我注意到她看的并不是窗外。有没有可能她认为我说的是烧杯里的东西？我觉得，嗯，这很有可能。你肯定从来没有见过这么清澈，看起来如此干净的唾液。刺激性唾液看起来、尝起来和流起来都像水——事实上，它99%的成分都是水。它是含有一些蛋白质和矿物质的水。就像来自不同泉眼的泉水一样，每个人唾液含有的矿物质比例的各不相同。（那些唾液中含有大量盐分的人对食物中的盐就会不太敏感。）

"那么，某些人"我说，"可以用不同唾液做个味觉测试。"

"如果有人愿意的话，确实可以。"

某些人（实际上所有人都）不会这么做。我指着那个标记着E的烧杯说："那么你自己的呢？你会不会——"

"不，我不会。即使是我自己的也不会。虽然事实上你每时每刻都在喝它。"

"对啊，所以——"

"不。"

人们对自己的唾液有一种很有意思的双重标准。只要留在嘴里，它就是无害的，甚至是和蔼可亲的，它尝起来就像水，一点儿也不会让人觉得不舒服。而它一旦从嘴巴里出去，它就变得如同陌生人的唾液，肮脏且可鄙。我们来自宾夕法尼亚大学心理学系的朋友保罗·罗津有一项研究，他让实验志愿者想象一碗最喜爱的汤，并给喜好程度打分。随后，他让他们想象向这碗汤中吐口水，再给这碗汤打分。五十名受试者中有49名都降低了评分。爱德华·哈珀（Edward Harper）在《作为种姓和宗教融合者的仪式污染》（*Ritual Pollution as an Integrator of Caste and Religion*）中写道，在印度的某些种姓中，向某人吐口水甚至会让吐口水的人"处于严重的不洁状态"，因为人们认为一些唾液会"反弹到自己身上"。

唾液禁忌会使研究人员的工作变得很麻烦。西莱蒂的同事雷内·德·威克（René de Wijk）几年前做了一个实验来探究被唾液分解的淀粉是如何调动脂肪来提高风味的。（脂肪是风味的主要载体。）为了实现这个研究目的，他需要受试者对含有一滴他们自己的唾液的布丁样品进行味道评价。你不能让他们往里面吐一口唾沫，他解释道，因为如果那样他们就根本不会再靠近样品了。他必须在不告知原因的情况下收集他们的唾液样本，然后背着他们把唾液加到布丁里，就像一个居心叵测的恶毒服务员。

类似的双重标准也适用于所有"身体的产品"（body products），这是罗津的叫法，设法让鼻涕和唾液听起来像水疗中心的商品。我们就是一个巨大且可移动的容器，装载着那些我们最厌恶的物质。只要它们留在身体的边界以内，我们就不会觉得恶心。它们属于我们身体整体的一部分，那个我们最珍爱的东西。

保罗·罗津对他称作"口腔的心理微观解剖学"进行了大量思考：自我与非我的界限究竟在哪？如果你吃东西时把舌头伸出来再收回去，那么此时沾上唾液的食物会让你觉得恶心吗？它不会。

自我的边界可延伸至舌头所及的距离。嘴唇也被认为是口腔内部的延伸，因此属于自我的一部分。但是文化可以改变这些边界。爱德华·哈珀写道，在虔诚的印度婆罗门种姓中，甚至嘴唇上的唾液都被认为是"极其肮脏的"[1]，以至于如果某人的"手指在无意中碰到了嘴唇，他就得去洗澡或者至少去换件衣服"。

自我边界通常会延伸到我们所爱之人的身体物质。我这里要引用罗津的原文："唾液和阴道分泌物或精液可以在爱人之间产生积极的价值，一些父母也不会对自己小孩的身体产物感到恶心。"

我记得在小学时，有人告诉我爱斯基摩人通过摩擦鼻子来代替接吻。这种文化是一个不愿接受爱人唾液的例子吗？那个能解答我所有关于爱斯基摩或因纽特问题的加布里埃尔·尼伦加尤克证实"kunik"，或者叫摩擦鼻子，一直是并且现在还是接吻的传统替代品。"即使到了今天，我的孩子们已长大成人，我离家很长一段时间回家后，还会和他们摩擦鼻子。"在尼伦加尤克十几岁时，用"白人的方式"接吻已经流行起来。似乎没有人对延伸这些边界有异议。甚至正相反，因纽特人在这一方面是领先者。"有时当我的ingutaq（孙女）满脸鼻涕时，我或我的妻子会用嘴把鼻涕吸干净然后吐出来。不过我们绝不会对别的孩子这样做。"

类似的心理也适用于母乳。人们认为孩子喝母乳是很自然的，甚至恋人这样做也不会觉得有任何问题，但对陌生人来说就不可同日而语了。（因此在2010年，纽约市一家餐馆老板邀请顾客品尝用

---

① 但最肮脏的是乌鸦粪。据哈珀说，婆罗门传统中，被乌鸦粪便污染后的净化仪式是"洗一千零一次澡"。淋浴喷头的发明再加上狡猾地利用宗教漏洞，这项任务就变得不那么繁重了。"从喷头的每个孔中流出的水算是洗了一次澡。"

他妻子的乳汁制成的奶酪这件事引发了轩然大波。）食用母乳确实可成为一种亲密家人关系的界定标准，以至于有性别隔离规定的伊斯兰教都承认被称作"乳子"（breast milk son）的这一关系类别，该类别可以不受性别隔离的限制。如果一名女性是一名男性的直系亲属，或者她曾在他小时候给他喂过母乳[1]，那么这名男性就可以和这名女性单独待在一起。（亲姐妹们有时会哺育彼此的婴儿，因此也就产生了母乳喂养的亲属关系。）乳汁比血浓，或相差无几。

西莱蒂递给我一个塑料杯，设定了计时器。我们接下来介绍非刺激性唾液。这是一种背景唾液，是一种虽然分泌的速度很缓慢，但是持续分泌的唾液。一分钟后，我们各自背转过身，悄悄地往自己的杯子里吐唾沫。

"你看它与刺激性唾液的差别。"西莱蒂将她的杯子倾斜。"它很难倒出来，非常黏稠。看！"她把玻璃移液管的末端没入唾液样本然后将唾液吸取出来。丝（filament）是一个很恰当形象的词，是西莱蒂的用词，用以指代唾液后方拖着的黏液状的线。

人们对非刺激性唾液的了解相对较少。西莱蒂说，一部分原因是没人愿意去研究它。

---

[1] 抑或是，从 2007 年开始，这项规定也适用于成年人。埃及学者埃扎特·阿提亚（Ezzat Attiya）发表了一项教令或者说是宗教意见，提到将乳子的地位扩大至任何"象征性母乳喂养"过的人。为了方便起见，司机和送货员只要喝下五杯母乳，就允许他和这位女性独处。在随之而来的骚动中，另一位学者坚持认为这名男性必须直接从女性的乳房喝乳汁。沙特法院在 2009 年判处了一名妇女 40 下鞭刑以及 4 个月监禁。哪个罪过更疯狂呢：是她允许一名面包送货员进了她家，还是她打算通过让他吮吸乳房来避免惩罚？也许这一点对你回答这个问题有帮助：那个女人已经 75 岁了。

"因为它太恶心了？"

"因为它很难收集，而且没办法过滤。它会堵塞过滤器，就像下水道里的头发。而且很难做到精确，因为它太黏稠了。"

"对啊，它很恶心。"

西莱蒂把一缕乌黑发亮的发丝别到耳后，很难对它进行研究。

非刺激性唾液黏稠拉丝的特性是因为它含有黏蛋白，这是由重复氨基酸长链形成的巨大网状物。唾液那些最不讨人喜欢的特质（黏性、弹性、黏滞性）[1]就是因为黏蛋白。不过也正是因为这些特质，唾液才那么了不起。非刺激性唾液可以在牙齿表面形成一层保护膜。膜中的蛋白质与钙离子和磷酸盐结合，能实现牙釉质的再矿化。黏蛋白网络还可以捕获细菌，咽到胃里之后细菌会被胃酸杀死。这个特性十分重要，因为我们的口腔里有很多细菌。每次我们吃东西时，把手指放到嘴里时，都会带进更多细菌。

想象一下那种蛋糕装裱师用到的银色[2]小球。剥去其金属涂

---

① 但黏蛋白不是唾液产生泡沫的原因。一般来说，起泡性是蛋白质的一个特征，而唾液中有 1 000 多种蛋白质。蛋白质可以与空气结合。当搅拌奶油或打鸡蛋时，大量蛋白质暴露在空气中，空气随后会被吸进液体而形成泡沫。赛马的脸颊和脖子上那些吓人的白色泡沫就是经过马嚼子搅打后的唾液。[搅拌后的精液形态因其含有凝结因子而变得复杂。要是你想了解更多，我建议你可以在互联网上搜索黏液丝（mucilaginous strands）]。

② 字面意义上的银色。小球的涂层是真的银。这就是为什么标签上会写"仅供装饰使用"。环境律师马克·波洛克（Mark Pollock）和大多数人一样，没有意识到它们不能吃。2005 年，波洛克起诉了 Pastry Wiz、玛莎·斯图尔特生活全媒体公司（Martha Stewart Living Omnimedia）、迪安与德卢卡公司（Dean & DeLuca），以及其他几家蛋糕装饰银球的供应商，因为这些商家在行业内的知名度高。波洛克还真的使这种产品在加利福尼亚州被迫下架。不过要参加假日烘焙锦标赛的人不必担心，装饰银球在网上大量有售，一同卖的还有金色小球、迷你装饰球、多彩淡色装饰球。还有夹取装饰球的镊子。（末端为杯状，方便抓取单个装饰球。）

层，再将其软化，现在得到的东西就类似于1毫升非刺激性唾液中积聚的细菌。西莱蒂将我们的唾液样本放在离心机里，把细胞成分和非细胞成分分离开来。细胞成分的一部分是脱落的口腔细胞，但绝大多数是细菌，数量多达一亿个，菌种超过了40种。

然而，打我记事起，即使是在我挤满细菌的嘴里，嘴里的伤口或口腔溃疡就从未受到过细菌感染。唾液既是细菌的一个化粪池，也是一个抗菌奇迹——而前者的存在需要后者的功能。作为一个细菌杀手，唾液会令所有漱口水汗颜①。唾液具有抗聚集特性，从而可以抑制细菌在牙齿和牙龈上形成菌落。有些唾液蛋白质即使自身已经被分解也能保持其抗菌能力。"它们的抗菌效果甚至可能比分解前完整的蛋白质更好。"西莱蒂说。"实在是不可思议！"

唾液的抗菌天赋解释了从17世纪就开始流行的一些民间药物疗法。一篇1763年的论文主张将"70岁或80岁男性或女性空腹时的唾液"涂抹到感染梅毒的阴茎头下疳处。古代中国《本草纲目》的某个中药处方提到将唾液"涂在腋下以祛除汗臭"。人们猜测（或者说希望）涂抹时使用的是涂药器而不是舌头。

"老百姓早就知道唾液可以有效清洁污浊的伤口，还能使新伤口愈合，因此狗通过舔舐伤口，能让伤口在短时间内愈合。"18世纪的内科医生赫尔曼·博尔哈夫（Herman Boerhaave）写道。他

---

① 令漱口水汗颜的还有这一点：漱口水生产商声称其产品能杀死99%的口腔细菌，这其实具有误导性。西莱蒂说口腔菌种有一半没办法在实验室培养，它们只能在口腔环境下生存。或者依附于其他细菌生存。"当你向这些公司要证据支持时，他们会向你展示在实验室培养的菌种的统计数据。"我们不知道还有多少种其他不能培养出的菌种，或者是漱口水对它们有什么作用，这些都是未知的。

写得没错。皮肤的创伤需要几周才能愈合，而口腔里的伤口在一周内就会消失。2008年一项动物实验表明，能够舔舐伤口的动物的伤口愈合速度比不能舔舐伤口的动物更快（因为它们的唾液腺被切下了——唉……一个甚至连唾液都无法愈合的伤口）。

唾液不仅有杀菌作用，啮齿动物的唾液还含有神经生长因子和皮肤生长因子。人的唾液中有组胺素，它不依赖唾液自身的抗菌效果就能加速伤口的愈合。荷兰研究人员在实验室里观察了这一过程。他们在培养皿上培育皮肤细胞，用无菌移液枪头将其划破，随后将细胞分别浸泡在六个人的唾液中，记录伤口的愈合速度，并与对照组进行比较。唾液里还有一些其他成分可使病毒（包括引起艾滋病的HIV病毒）在大多数情况下失去传染性。（感冒和流感不会因为用了病人的杯子喝水而受传染。它们是通过接触传播。病人的手摸过杯子，在上面留下病毒粒子，另一个人再拿这个杯子时就会把病毒沾到手上，他再通过揉眼睛或抠鼻子把病毒转移至呼吸道[①]。）

当然，一般人对这一切浑然不知。好莱坞那些各种各样吊着

[①]1973年，一组来自弗吉尼亚大学医学院（University of Virginia School of Medicine），充满好奇心的感冒研究人员探究了"在自然状态下，手指接触鼻腔黏膜的频率"，通俗点说，就是人们抠鼻子的频率。一位观察员在病例研讨会时坐在医院阶梯教室的前方，假装记笔记。在七个30~50分钟的观察周期中，124名医生和医学院学生一共抠了29次鼻子。研究人员还观察到成人主日学校（Adult Sunday School）的学生抠鼻子的频率较低，他们推测其中的原因并非宗教人士比医务人员的举止更得体，而是因为他们的椅子摆成了一个圆圈。在另一项实验中，研究人员给7名受试者的指头沾上了感冒病毒，然后让他们抠鼻子。这7个人中有2个人得了感冒。要是你缺一个阻止自己抠鼻子的理由的话，我想这个不错。

一大摊口水的怪兽就是最好的例证，这些怪兽形象就可以证明唾液仍是普遍使人感到厌恶的。唾液甚至在医学界也遭到诋毁。长期以来，急救医护人员一直认为被人咬伤的伤口尤其容易受到细菌感染，并最终导致败血症——一种具有潜在致命性的全身细菌感染。《急诊、创伤和休克杂志》（*Journal of Emergencies, Trauma, and Shock*）中"处理人类咬伤"一文的作者告诫说："即使是最轻微的伤口也需要用水大量冲洗并进行伤口的专门清理和包扎。"

不过等一下，它的竞争对手杂志《美国急诊医学杂志》（*American Journal of Emergency Medicine*）表示，先别那么快下结论。下面这篇文章的标题说明了一切："未经抗生素治疗的特定人类咬伤中，细菌感染的风险较低。"在62名未使用抗生素的咬伤患者中，只有一人受到细菌感染。但是，这项研究没有包括高风险咬伤，比如手部的"打斗咬伤"。在这种情况下，被"咬伤"的是那个攻击者——他的指关节因打在另一个人的牙齿上而受伤。打斗咬伤①更容易受到细菌感染，不过这不全是唾液的错，指关节也有错。因为指关节腱和指关节鞘的血流量相对较小，所以免疫系统可用于反击的资源就较少。[耳朵软骨同样也没有得到血管系统的充分保护，所以如果你打算和迈克·泰森（Mike Tyson）打一架，那么一定要好好练习伤口清理包扎。]

即使是世界上最大的蜥蜴——科莫多巨蜥的"致命口水"也可能有夸张的成分。早先的理论认为，科莫多巨蜥的唾液含有致死

---

①打斗咬伤很可怕：它会引起感染性关节炎。在某个研究中，100个病例里有18个人的手指需要截肢。希望被截的指头是中指。但对于有攻击性的病人来说，失去一根中指可能是很好的预防药物。

剂量的感染性细菌，使得这种爬行动物能够捕食比自己大得多的猎物，比如：野猪、鹿和报纸编辑。《旧金山纪事报》(San Francisco Chronicle's)的记者菲尔·布朗斯坦(Phil Bronstei)在2001年与当时的妻子莎伦·斯通(Sharon Stone)在洛杉矶动物园进行幕后采访时，一只科莫多巨蜥袭击了他的脚，之后他打了几天的抗生素点滴。这种理论认为，科莫多巨蜥甚至不需要当场扑杀猎物，它只需咬上一口，就可以等猎物因败血症而死亡。然而，人们并没有在野外捕捉到这种情形。得克萨斯大学阿灵顿分校(University of Texas at Arlington)的一组研究人员尝试对这个理论进行实验模拟，他们用小鼠作为模拟猎物，将野生科莫多巨蜥的唾液细菌注射入小鼠体内，以此模拟科莫多巨蜥在捕食猎物。科学家们发现小鼠被注射一种特定的细菌——多杀巴氏杆菌(Pasteurella multocida)，死亡率较高。但澳大利亚研究人员指出，多杀巴氏杆菌在虚弱或紧张的哺乳动物当中很常见，因此他们推测巨蜥可能是从猎物那里获得了这种细菌，而不是相反的情况。当前的理论推断是巨蜥有以毒液和抗凝剂为特征的"复杂组合式武器杀伤装置"，从而引起猎物休克。后者或许可以解释"异常安静的猎物"这一现象。但猎物菲尔·布朗斯坦异常地不安静[①]。我当时气疯了。

　　虽然唾液的坏名声可能要怪它里面的细菌和黏糊糊的特性，但除此之外可能还得怪希波克拉底[②](Hippocrates)和盖

　　[①] 不过，动物管理员们却变得非常安静。"所以也许，"布朗斯坦在一封电子邮件中说，"巨蜥把它的一些安静喷雾喷在了他们身上。"我几乎百分之百肯定"他们"里面不包括莎伦·斯通。
　　[②] 译注：(前460年—前370年)古希腊伯里克利时代的医师，被西方尊为"医学之父"，西方医学奠基人。

伦①（Galen）的著作挥之不去的影响，他们是早期（公元和公元前三位数时期）西方医学最有影响力的思想家。他们都认为汗液和唾液是人体清除致病杂质的一种方式。在科学家意识到梅毒和疟疾是由微生物引起之前，这些疾病的治疗方式是把病人放到"流涎室"。类似的古怪医学今天仍然存在，不过方式变成了通过汗蒸或蒸桑拿"出汗排毒"。只是在那个时候，蒸汽里还含有水银蒸气②，用来诱使病人分泌更多唾液。当时没人意识到唾液的过量分泌是急性汞中毒的症状。在18世纪，流涎室是医院的标配。（有意思的是，这也是"疯人院"的标配。）病人需要待在流涎室内，直到产生2.8升唾液为止——这大概是正常人每日唾液量的三倍。

　　并非所有文化都贬低唾液。在古代道教的医学教义中，刺激性唾液被称为"金津玉液"，据说可以滋养"气"，增强免疫防御功能。公元7世纪的一位道士写道唾液可以"使人远离灾祸"。既然有保留唾液可以滋养气这种传统，为什么我经常看到有些中国年长的男人吐口水呢？西莱蒂指出，他们吐的不是唾液，而是来自肺部或鼻窦的痰液。她还补充道，他们之所以把它吐出来是因为他们不喜欢用手帕或者纸巾。他们认为我们把这些东西吐在手里很恶心。

　　要论对唾液的积极态度，没有一个地方能比得上希腊。埃维·努曼（Evi Numen）说："希腊人会向所有他们珍视的东西吐

---

　　① 译注:（130？—200？）希腊解剖学家、内科医生和作家，其著作对中世纪的医学有决定性影响。

　　② 英文中的庸医（quack）这个词来源于德文的 quacksalber，意为水银。医学过了很长一段时间才看到光明。《默克诊疗手册》（*Merck Manual*）在 1899 年仍建议将水银作为一种抗梅毒药物，用以"产生唾液"。并非只有梅毒患者需要对汞垂涎三尺，在当时默克从 18 种不同的"药用"汞中获利。

唾沫，以保护其不受邪恶之眼的伤害或者是为了祈求好运。"努曼是费城马特博物馆①（Mütter Museum）的展览经理，该博物馆收藏了托马斯·马特（Thomas Mütter）收集的医学珍奇藏品，现今隶属于费城医学院。鉴于她的工作，她确实有资格对大多数身体成分和恶心的东西发表评论，但是她对唾液的了解仅仅来源于她的生长环境。努曼是希腊裔，希腊人向婴儿吐唾沫，向新娘吐唾沫，向自己吐唾沫。不过他们没有真的在吐口水。努曼解释说："人们会说'噗，噗，噗②'，而不是真的吐唾沫。"

希腊人从罗马天主教徒那里沿袭了这种风俗，他们的神父过去常用唾沫给人施洗。而神父的这种做法来源于《马可福音》，里面有一小段提到耶稣用自己的唾液与土混合，把泥土涂在盲人眼皮上来医治眼睛。前天主教神父汤姆·拉斯特雷利（Tom Rastrelli）告诉我说："这段文字很有趣，因为虽然《马可福音》是《路加福音》和《马太福音》的原始素材，但是作者修改了其中一行文字。"《马可福音》中还有一段话，说一个盲人睁开眼睛，看见周围有像树一样的东西走来走去。换句话说，这种治疗的效果甚微。而这不符合耶稣能赐予盲人基本视觉的神迹，所以那一行被删掉了。

在传统上，荷兰是一个奶农民族。成年人在晚餐时也会喝牛奶。每个小镇都会有一家专门卖奶酪的商店。西莱蒂叹道，荷兰的国菜是

---

① 不要将其与纳特·D. 马弗尔马车博物馆（Nutter D. Marvel Museum）或黄油博物馆（Butter Museum）搞混了。黄油博物馆是一个农场，里面"陈列了所有有关黄油的东西，从不同风格的黄油盘到黄油的历史"。不过也许稍微回避了黄油在 1972 年《巴黎最后的探戈》（*Last Tango in Paris*）中历史性的出演。

② 译注：原文为"ftou"。

"vla"：蛋奶沙司。我当时住在食品科学家雷内·德·威克的家里，他是世界上首屈一指的半固体（如vla）科学的权威。西莱蒂一听这话仿佛遇到急诊病人一般，立即邀请我去她家品尝意大利家常菜。

西莱蒂有乳糖不耐症，因此她对荷兰菜基本都不耐受。西莱蒂一边码着一道前菜里晒干的西红柿，一边说："所有吃的都是以牛奶为基础。"

西莱蒂的家距德国只有20分钟的车程，德国的超市里售有各式各样的意大利食品，她经常穿过边境去囤货。这不怪她。德·威克家附近的超市里卖的东西都是像gorte pap（酪乳大麦粥）和Smeer'm（一种可涂抹奶酪）这样的。我经常会在那个超市买些黄瓜和花生带回去，因为我实在想吃一些真正的东西，一些咬起来嘎嘣脆的东西，一些听起来不像是妇科检查项目的东西。那里竟然有一整排货架卖的都是vla。

"荷兰人和他们的vla……"西莱蒂说这个词时就像在骂人。"对我来说就不是食物。你都不需要牙齿或是唾液！"

奇怪的是，一位研究松脆食品物理学的顶尖专家，和那个世界上最了解咀嚼的人，他们的实验室都在被称为"食品谷"（Food Valley）的瓦赫宁根大学城和研究机构群。明天我会在未来餐厅（Restaurant of the Future）与他俩见面。那是瓦赫宁根大学的一个自助餐厅，餐厅里设有隐藏摄像机，研究人员可以用此进行各种研究，比如照明对购买行为的影响，或者如果让人们自己切面包，他们是否更愿意买面包。西莱蒂说她不去那里吃饭。

"因为摄像机？"

"因为吃的。"

第 7 章　万事如"饴"：

口腔加工实验室里的美好生活

当我告诉别人我准备去食品谷旅游时，我将它描述为"关于吃的硅谷"——在那里，有15 000名科学家致力于改善我们的食物质量（或者使其变得更糟，这取决于你对加工食品的看法）。我用硅谷做类比的时候完全没有想到会见着真正的硅胶，但此时，我面前就放着一碗橡胶似的白色小方块，大小如沙拉里的烤面包丁。这是安德列斯·范·德·比尔特（Andries van der Bilt）从他实验室那边拿过来的，他的实验室位于附近的乌得勒支大学医学中心（University Medical Center Utrecht），那个名字起得简单粗暴的科室：头颈科（Department of Head and Neck）。

"你嚼嚼它们。"他说。

范·德·比尔特研究咀嚼已有25个年头了。如果用牙齿来形容一个人，那么范·德·比尔特长得就像一颗下门牙，他身长头方且形瘦，坐姿僵硬而笔直。我们现在位于装有隐蔽摄像头的未来餐厅，此时正是两餐之间的休息时间，点菜窗口空无一人，收银机也被锁上了。窗外，雪又簌簌落下了。荷兰人在雪地里骑着自行车，看起来傻傻的，像是被P上去的。

这些小方块由名为"舒适油灰"（Comfort Putty）的产品制成，它通常以未经硬化的形态用于口腔印模。不过，范·德·比尔特不是牙医，他是一位口腔生理学家。他用这些小方块来量化"咀嚼能力"——即咀嚼效率。研究对象将一枚小方块咀嚼15下，范·德·比尔特然后将咀嚼后的小方块过筛，看看有多少块可以小到通过筛孔。

我从碗里拿出了一块。范·德·比尔特、隐蔽摄像机和诺达思面部表情识别分析系统（Noldus FaceReader）都在看我咀嚼。通过跟踪面部动作，该系统可以分辨出人们对他们选择的食物是高兴还是悲伤，是害怕还是厌恶，是惊喜还是愤怒。诺达思面部表情识别分析系统可能需要为那些咀嚼"舒适油灰"的人增加一种特殊的感情。如果你在小时候嚼过动物形状或水果形状的橡皮，那么你已经尝过这道菜了。

"抱歉。"范·德·比尔特皱了皱眉。"它放得有点久了。"他说得好像新鲜硅胶尝起来更好吃似的。

人们咀嚼食物的方式如同他们形态各异的走路或叠衣服方式，都是独特且始终如一的。有咀嚼速度快的人和咀嚼速度慢的人，有咀嚼时间长的人和咀嚼时间短的人，有用右边咀嚼的人还有用左边咀嚼的人。有些人直上直下地咀嚼，也有一些人像牛一样左右来回咀嚼。范·德·比尔特给我介绍了一项研究：这项研究招募了87名志愿者，研究人员要求他们咀嚼相同数量的去壳花生。尽管他们都有一口健康的牙齿，但最终他们咀嚼的次数分别为17次到110次不等。在另一项研究中，受试者们需要咀嚼7种质地各异的食物。实验结果表明，决定咀嚼时间长短的并非食物的特定属性，而是咀嚼食物的那个人。人们的口腔加工习惯像是一种生理性的指纹。就像我们大多数人都不知道自己指纹是什么样[1]，我们也无法从一堆嘴里找出那张自己在咀嚼时的嘴，虽然试一下这个实验应该会很有趣。

---

[1] 指纹有三种类型：箕型纹（65%）、斗型纹（30%）和弓型纹（5%）。半固态食品的口腔加工方式可以分为四种类型：简单型（50%）、品尝型（20%）、机械型（17%）和舌舔型（13%）。因此，数以百万计的组合方式使你成为以你独特可爱的咀嚼方式吃着蛋奶沙司并留下你特有指纹的那个独一无二的你。

范·德·比尔特从事的研究是咀嚼的神经肌肉要素。我们常听人说咬肌有着令人惊叹的力量。就单次运动产生的压力而言，咬肌确实是我们所拥有的最强有力的肌肉。但让范·德·比尔特着迷的并不是颌部肌肉的破坏能力，而是它微妙的保护能力。试想一粒夹在两颗白齿之间即将被碾碎的花生，就在压碎花生的那精确的一毫秒内，咬肌感受到了这种形变，便立即反射性地放松了。如果缺乏这种反射，花生碎掉之后白齿仍会继续不顾一切地相互碰撞。为了防止你硬汉般的咬肌粉碎你仅有的一副珍贵牙齿，身体进化出了一套比雷克萨斯汽车更快速、更精密的自动制动系统。颌部总是很警惕，因为它知道自己的力量。你合上嘴的速度越快、越鲁莽，肌肉愿施加的力量就越小，而这些都是在你无意识的情况下发生的。

你可以把一个人的咬肌连接到肌电图仪上来观察这种保护性的截断反射。硬的东西被牙齿击垮的那一瞬间，电信号读数就会立即变为短暂的直线。"他们称之为静默期。"范·德·比尔特说。这听起来像是幼儿园老师或是宗教集会里会用到的一个词。我这么多年来都本末倒置了。牙齿和颌部令人惊叹的不是它们的力量，而是它们的敏感度。细品一下：人类牙齿可以感受到一粒直径为10微米的沙粒。而1微米是二万五分之一英寸[1]。如果你把一罐可口可乐缩小到头发丝直径那么小，那么易拉罐上可口可乐的"口"字大约是10微米宽。"比如说，如果你的沙拉里有土，你马上就会注意到。它在警告你哪里有些不对劲。"范·德·比尔特自己做了这个实验。

---

① 译注：1 英寸为 0.025 4 米。

"我们准备了一些vla……"蛋奶沙司！在荷兰，vla永远伴你左右。"我们在里面放了一些大小不等的塑料颗粒……"

范·德·比尔特说着说着自己停了下来。"我不知道你不想听这些事儿。"他说话时的语气总带着试探性和歉意，就像一个人已经习惯了他的听众随时都可能找个借口离去的那种感觉。那天早些时候他告诉我，他在乌得勒支的实验室一年后当他退休时就要关了。他说："人们不太感兴趣。"

我觉得也许另有原因。

口腔加工研究不仅仅与牙齿有关，它包括一整个"口腔设备"：牙齿、舌头、嘴唇、脸颊、唾液，所有这一切都在为一个不那么光鲜亮丽的目标而努力着：食团（bolus）的形成。Bolus这个词有很多种用法，但我们现在指的是：一团经过咀嚼被唾液浸润的食物颗粒集合。食团是食物的（这是某个研究人员对它的解释，听起来像车辆牌照）"可吞咽的状态"[1]。

我不认为科学家对此不感兴趣，我猜他们可能是觉得恶心。搞这项研究需要你每天都用瓦赫宁根大学（Wageningen University）的舌头摄像机（tongue-camera）来记录"口腔内食团滚动"或拍摄"残留蛋奶沙司"的特写放大镜头。如果你想用卢卡斯公式来计算食团的黏结性，你就必须计算出湿润唾液的黏度和表面张力，以及咀嚼过的食物颗粒的平均半径和它们之间的平均距离。要达到

---

[1] 我提名罗得岛州。（译注：此处为双关语。"可吞咽的状态"原文为"the swallowable state"。州（state）与状态（state）为同一词。美国不同州的汽车牌照上印有各个州的独特昵称。而罗得岛州为美国最小的一个州。因此作者在此注释中写道"提名罗得岛州"。）

以上这些目的，你需要一枚食团。你需要在志愿者即将吞咽食物时阻止他，让他吐出食团，就像暹罗猫把毛球吐出来那样。如果你研究的是半固体食团（比如酸奶和vla都不需要咀嚼，但它们也是"经口腔处理"并与唾液混合），那么这项工作就更不美妙了。从雷内·德·威克撰写的教科书中一个章节的图注可见一斑："图2.2 加入一滴黑色染料后吐出的蛋奶沙司照片。"

食物一旦送入口中开始进行加工，那么人类，甚至是生理学家们，就都不愿再去想它了。让食客们赞不绝口的鸡油菌和乳酪法式加丽特饼，在嘴里两秒钟后就成了众人厌恶的对象。没有人比汤姆·利特尔（Tom Little）更清楚这一点。汤姆是一名爱尔兰裔美国劳工，他吃饭的方式是把食物嚼碎再吐到一个可以灌进胃的漏斗里。1895年汤姆9岁的时候，他吞下了一大口滚烫的蛤蜊浓汤。他食道的烫伤愈合后引发了食道狭窄，食道壁融合到一起。外科医生在他的胃上开了个瘘管，这样他就可以吃[或者用汤姆现在对摄取食物这一行为的叫法："喂（feed）"]东西了。这让他无比尴尬。（有趣的是，他的医生在一本关于此病例的书中记录道：汤姆的"脸和胃黏膜都红了"。）汤姆没有把这件事告诉过任何人，他要么独自吃饭，要么和他母亲一起吃。最终他还是结婚了，娶了一个对他来说没什么吸引力而且比他年长的女人。汤姆告诉医生，他选择她是因为"她不介意我的喂食方式"。

到目前为止，贪食症人群中最不受欢迎的减肥方法是一种名为"咀嚼再吐出"（或CHSP，chewing and spitting）的方式。明尼苏达大学饮食紊乱科（Eating Disorders Clinic）的贪食症患者中，只有8％的人每周能实行CHSP超过三次，而且通常只有在他们无法催吐，或因胃酸反流破坏了牙齿或食道时，才会求助于CHSP。这篇研究论文的作者吉姆·米切尔（Jim Mitchell）很少遇到病人"没其他原因就采用咀嚼再吐出这个方法"。

多年以来，在所有八卦小报对艾尔顿·约翰（Elton John）有损形象的不实报道中，只有一篇让他诉诸法律："摇滚明星艾尔顿·约翰体重暴跌……这多亏一种奇异的饮食新习惯：吃进去再吐出来。"这篇1992年刊登在伦敦《星期日镜报》（Sunday Mirror）上的文章描述了他在经纪人家里的一次节日聚会，他把嚼烂的虾吐到餐巾上，然后轻松愉快地评论说："我爱美食……但为什么要把它们吞下去呢？你咽下食物的时候又尝不出味道。"编辑承认这篇报道是他们杜撰的，但他们并不觉得约翰会因此而名誉受损。不过陪审团不这么认为，陪审团判决他们需要赔偿这位歌手35万英镑（约合57万美元）损失费。

恶心与羞耻感并不是CHSP不受欢迎的全部原因，还有这一点：光咀嚼不下咽算不上是吃东西，它只是隔靴搔痒。咽下食物的意义就在于（如那个杜撰的艾尔顿所说）：满足感。米切尔曾告诉过我，就吃来说，食道里有一条假想的分界线。"脖子上发生的一切——嗅觉、味觉、视觉——会驱使你进食，脖子下的一切则会阻止你进食。"咀嚼能促使唾液分泌，使食物溶解，增大食物与味蕾的接触面积。味觉感受器可以识别出盐、糖、脂肪等身体需要的营养物质，撺掇我们囤积它们。随着胃部饱腹感的增加，脑袋最终会消停下来，不久后，你自己就会把碗推到一边。而如果你只咀嚼不下咽，食物永远不会跨过脖子上的那条线，脑袋就会一直嚷嚷。

由此又引出了CHSP接受程度极低的另一个原因：它太贵了。

米切尔采访过一些女性会一次吃进又吐出几十个甜甜圈，这一下就把20多美元冲进了马桶。

陈建设[1]可以告诉你一个高黏度食团的流动速度[2]。他知道里科塔奶酪食团的剪切强度，知道能多益（Nutella）的形变能力，知道将McVitie's消化性饼干咀嚼至可吞咽状态所需的最少咀嚼次数（8次）。我在网上找到一份陈的"食团形成和吞咽动力学"幻灯片讲义，因此我也了解了这些知识，但我不甚了解这所有研究的意义何在。陈把他利兹大学的邮件地址放到网上真是一个错误。

他立刻回复了我。据此你可以知道口腔加工方面的专家一般不会被媒体铺天盖地的问询所困扰。他回答说，这些研究的目的是"为制作吞咽障碍患者食用的安全食品提供指导"。食团的形成和吞咽依赖于一系列神经肌肉活动与反射的高度协调。其中任何一个环节出现问题（比如因中风、神经退变性疾病、对肿瘤的放射性治疗而导致的损伤），这场流畅润泽的芭蕾舞表演就会以失败告终。这一类症状的专业医学术语是吞咽困难[（dysphagia）来源于希腊文"饮食紊乱"一词，这个词大概或许可能可以用在火焰希腊奶酪开胃菜上吧]。

人在大部分时间，不吞咽食物只呼吸时，喉头会挡住食道入口。在咽下食物或饮料时，喉头会抬起为食物让出一条路，以便食物进入食道，同时气管闭合，防止食物被吸入气管。为了使这个过

---

① 译注：音译名。
② 假设地形和辎重数量相等，它大概和乌龟是一个速度——0.35千米1小时。

程顺利进行，食团会暂时被搁在舌头后面，类似一种解剖学的相机测光过程。如果因吞咽困难而导致喉头移动速度不够快，那么食物就会进入气管。显而易见，这种情况存在窒息的危险。更可怕的是，吸入的食物饮料会带入大量棘手的细菌，引起细菌感染，最终发展成肺炎。

一种不那么致命而且更有趣的吞咽失误是鼻腔反流。这种情况是由于软腭（口腔里奇怪的小钟乳石：小舌①的家）没能封住鼻腔开口，因此牛奶或嚼过的豌豆就会有从鼻孔喷出的危险。鼻腔反流在儿童中更为常见，因为他们经常边吃边笑，还因他们的吞咽机制还未完全发育成熟。

百分之九十与食物有关的窒息死亡事件都发生在5岁以下儿童身上，其原因就是"吞咽协调未成熟"。另一个原因是："牙齿发育未完全。"儿童在长出磨牙之前会先长门牙，因此在这段时间里，他们只能把食物咬成小块而不能进行咀嚼。圆形食物尤其具有危险隐患，因为它的形状刚好与气管相吻合。比如，如果一颗葡萄走错了方向，它就会把气管堵死，使人完全无法呼吸。如果儿童不小心吸入的是塑料动物模型或是玩具士兵，那么这就是不幸中的万幸，因为空气可以从动物的腿或玩具士兵的步枪周围通过。2008年7月出版的《国际儿童耳鼻喉科学杂志》（*International Journal of Pediatric Otorhinolaryngology*）将热狗、葡萄和圆形糖果列在杀手食品的前三名 [耳鼻喉科学（Otorhinolaryngology）这个

---

① 它的学名全称为悬雍垂（palatine uvula）。要是有朝一日我去写言情小说，我就用这个当我的笔名。

词本身看起来就像是大得能噎死人的词］。加州大学洛杉矶分校的头颈外科教授珍妮弗·朗（Jennifer Long）甚至宣称热狗是个公共健康问题。一种名为"荔枝迷你水果果冻"的零食因为噎死了太多人，已被美国食品和药物管理局禁止进口。

时不时就会出现一种很难进行口腔加工的食物，即使是没有吞咽困难的健康成年人也不易将其咽下。糯米团（日本传统新年食品，每年会致大约十几人死亡），河豚和火焰奶酪，它们是世界上最危险的餐馆美味。

当然，最安全的食物要数那些预先浸润过、用机器粉碎过、几乎不需要你自己进行食物加工的那种食物。但是通常来说，它们也是最不受欢迎的。糊状食物是感官剥夺的一种形式。就如同黑暗寂静的房间最终会使人产生幻觉，大脑也会奋起反抗那些乏味单一、不需要口腔设备发挥作用就可食用的食物。糊状食物是给婴儿吃的，那些有咀嚼能力的人更愿意自己来咀嚼。一个有关美军军粮的故事可以证明这一点：第二次世界大战期间，美军常见的战时军粮是碎肉罐头，因为碎肉适合用灌装机灌装。"但男人们想要一些他们能够咀嚼的东西，一些能够'实实在在咬下去'的东西。"食品科学家萨缪尔·莱普科夫斯基（Samuel Lepkovsky）在1964年的一篇论文中写道。他以这篇论文为例来反对为双子星座宇航员提供流质食品。他总结了士兵们对罐装肉的看法："我们宁愿饿死也不想吃这些口粮。"（1964年，美国宇航局在赖特-帕特森空军基地（Wright-Patterson Air Force Base）对居住在模拟太空舱里的大学生进行了一种全奶昔饮食测试。最后他们发现，大部分奶昔都被偷偷倒在了地板下面。）

比吞咽糊状食物更可悲的是不吞咽食物。胃管喂食（tube-feeding）是一种非常令人沮丧的情况。汤姆·利特尔（那个食道狭窄的爱尔兰人）其实不用把食物嚼碎再吐出来，他本可以把它们捣碎后直接塞进胃里。事实上，他确实尝试过那种方法，但这种方法因没有咀嚼的过程而"缺少满足感"。（不过啤酒他是直接倒进漏斗里的。）下面这个例子能说明人们有多么渴望咀嚼：回想一下，前文提到吞咽困难可能会破坏喉头位置移动这一反射，从而使食物无法顺利进入食道。珍妮弗·朗告诉我，有些病人会要求手术切除喉头使他们再次获得吞咽能力。换句话说，他们宁愿变成哑巴也不愿用胃管喂食。

酥脆食物有一种独特而强大的吸引力。我问陈，这种似乎是普遍存在的、想要嚼碎食物的欲望背后隐藏着什么奥秘。他回答说："我认为人类的本性具有破坏性，这种破坏性是写进基因里的。""人类有种奇怪的解压方式，即通过击打、踢、摔或其他形式的破坏行为来释放压力。吃可能是其中一种方式。牙齿咬碎食物这一行为是个破坏性的过程，我们从中获得快感，或者发泄我们的压力。"

晚上我回到雷内·德·维克家，和他讲了我了解到的这些。他懒洋洋地躺在沙发上，卷曲的头发一簇簇垂在前额上。他儿子坐在我们中间，在电视上玩着《刺客信条》。屏幕上，一个穿着兜帽斗篷的男人正做着能减压的事儿：用砍刀把人劈成两半。

雷内同意陈的看法。"对于酥脆食物，人们很明显是通过破坏食物来获得快感。还有什么比用嘴控制一个精妙的结构更令人惊叹的事吗？"雷内目前还不了解松脆食物心理学研究，但他答应给他的同事唐·范·弗利特（Ton van Vliet）发一封电子邮件。唐·范·弗利特是一名食品物理学家，他在过去8年的职业生涯里一直致力于更透彻地了解松脆食物。

屏幕这边，刺客又将另一个人劈成了两半，而在那边，雷内和他妻子在讨论暖气问题。供暖部门的工作人员之前来修过暖气，但它再一次出了故障，只好又把他们叫了回来。我用鞋尖指了指屏幕，说："那个家伙看起来效率挺高。让他来修吧。"

雷内看了看屏幕，说："他有他的信条，他会杀死那些修暖气的！"

我本打算在瓦赫宁根大学口腔实验室和雷内待一个下午。他答应要给我用动作描迹仪生成一份我咀嚼方式的三维轮廓图，但他想不起来传感器该放哪个位置。我坐在那儿，一条条彩色的连接线挂在我脸上，仿佛长了彩色络腮胡，而雷内正在那翻着说明书。过一会儿他又跑去开会了。

虽然我的三维轮廓图没做成，但雷内还是成功说服了其他和他一样忙碌的研究人员，让我有幸占用他们一些时间。唐·范·弗利特答应我们明天可以在我"第二个家" —— 未来餐厅 —— 和他会面。

我和雷内来到餐厅时，范·弗利特已经在那里了。他背对着我们坐在房间中央的一张桌子旁边。雷内通过他的白发认出了他：那缕长一点的头发发根似乎扎根在后脑勺，从后脑勺一直延伸至前额。我猜他是背着狂风走到餐厅的。

范·弗利特似乎是从沉思中惊醒，他抬头看向我们，随即伸出手来。他有一张瘦削的面庞，在他阿米什式^①胡子和精致金边眼镜的衬托下显得愈发瘦削了。我不愿用小精灵（elfin）这个词来形容他，以免显得有贬低的意味，但这个词确实跳进了我的脑海中。

范·弗利特从松脆口感的基本理论开始讲起。他首先举了自然界中的例子：新鲜苹果或胡萝卜。"全是因为泡泡和纤维束"，他一边说，一边在我的记事本上画充满水的细胞网络和细胞壁。当你咬一口苹果，果肉会变形，在某一时刻细胞壁会爆裂。这就是咔嚓声的来源。（脆的零食也是如此，但它们的泡泡里装的是空气。）范·弗利特说："这就是为什么新鲜水果是脆的，而且还多汁。"他的声音细而尖锐，带着音乐般的抑扬顿挫。

当植物开始腐烂，细胞壁会分解，水分随之渗出。现在的细胞壁不会爆裂，水果的口感不再爽脆，开始变粉变软或是变成糊状。零食受潮后也是同样的道理：气泡壁被水溶解，空气因此泄漏出去。

薯片放得时间越久，咬碎产生的声音就越小。要使食物在断裂时发出能听见的响声，就必须有一种被称为脆性断裂的过程——一种突然高速的断裂。"就像这样。"范·弗利特又开始"画图"了。当你咬薯片时，能量会积聚并储存起来，薯片随后在某一毫秒的时间内迸裂，储存的能量就会一并释放出来。Crack 是一个极好的拟声词。这个词听起来就像那种声音，那种断裂的声音^②。（相比之下，疏松的食物碎裂时很安静，因为能量不是一下全部释放出

---

① 译注：长的络腮胡。
② 译注：crack 既是断裂声音的拟声词，本身也有断裂的含义。

来的。）

范·弗利特伸手拿了一片雷内给我们买的膨化木薯片用作道具，然后把它一掰为二。"为了得到这种声音，你需要每秒300米的破裂速度。"也就是声速。薯片的咔嚓声是你嘴里发生的一个小音爆。范·弗利特擦着手掌把薯片碎屑搓了下来。这个动作也会弄出声音，不过是那种干巴巴的，在揉搓纸张时会发出的声音。借用一个零食领域的用语，荷兰的冬天就是一种强效干燥剂。

我和雷内用我们的方式享用着道具。雷内把薯片袋子朝范·弗利特伸过去，但他挥挥手拒绝了，说："我不喜欢吃薯片这类东西。"

雷内和我交换了一个眼神：不可能吧！

"我喜欢吃beschuit……"范·弗利特转向我说。"那是一种荷兰的圆形吐司，一般我们在庆祝婴儿出生的时候吃。"

雷内现在的表情很容易被面部识别系统破解。"你在开玩笑吧？那个也太干了，你舌头都动不了！真的，我宁愿别再有婴儿出生了。"

"那个真的很好吃。"范·弗利特坚持说。"你吃的时候得在上面涂黄油，然后再涂上蜂蜜。"

我起身找了找，但这家餐厅里没有。

范·弗利特努努嘴道："那么这不是一家好餐厅。"

雷内朝范·弗利特身边靠了靠，笑道："这是一家懂得照顾顾客的非常好的餐厅。"

随后，范·弗利特解答了我一直存在的疑惑。清脆和咔嚓声之所以吸引我们，是因为那是新鲜的标志。陈旧、腐烂、糊状的食物会让人生病，或者至少说明这种食物已然失去了大部分营养。因此，人类进化出对松脆食物的偏爱还是有道理的。

在某种程度上，我们是用耳朵在吃东西。咬下一块胡萝卜的声音比味道或是气味更能让我们获悉它的新鲜程度。雷内跟我讲了一个实验：实验对象在吃薯片时，研究人员用数码技术修改了咀嚼声音。如果研究人员消除了咔嚓声或掩盖了高频段的声音，人们就不再觉得薯片是脆的。"尽管质地没有变化，但他们还是认为薯片放久了。"

范·弗利特点头表示赞同："人们吃的是食物的物理性质，再加一点味道和香气。如果物理性质不好，人们就不愿意吃。"

清脆和咔嚓声是身体快速识别食物是否"健康"的办法。零食商业帝国也利用这一事实赚得盆满钵满，生产出对我们极具吸引力，却无法在健康方面提供对等价值的松脆食品。

生产商花了大量心思来设计最佳咔嚓声。范·弗利特说："人们最喜欢90～100分贝的咔嚓声。"要实现这一目标，你大约需要100个泡泡在短时间内连续迅速爆裂。"发生在你嘴里的是破裂的雪崩！对耳朵来说，它听起来像是一个声音，但实际上它是由100多个音爆构成的。"这些能够通过干预泡泡和纤维束来实现——通过调整它们的大小，它们的脆性。

想想这事真是神奇：如此复杂的物理原理竟然是为垃圾食品服务。我问范·弗利特，他帮忙设计了哪些松脆零食。他的表情看起来既有些想笑，又有一丝黯然。"哦，食品公司根本不用这些科学原理。他们只是生产产品，再把它给某个人品尝，然后问，'你觉得怎么样？'"

雷内也表示赞同。"他们的技术含量太低了。他们什么都不知道。"食品物理学的发现需要5~10年时间才能进入工业领域。

那做这些的意义是什么呢？不管怎样，对范·弗利特来说，意义就是物理学。早些时候，当我抱怨食品质地期刊的内容"全是一堆物理学"时，范·弗利特好像吃了一惊。"但是物理学真的很棒啊！"仿佛我侮辱了他的一个朋友。

雷内伸着脖子朝卖蒸制食物的柜台看了看。"唐，你能留下吃午饭吗？"现在已经12点半了，而我们只吃了木薯片。雷内用舌头把残留在臼齿上的木薯片舔了下来。

范·弗利特考虑了一会儿，说："那个，我得跟我太太说一声。你知道我是个好荷兰男人，我每天都回家吃午饭！骑着我的自行车。"他又补充道，在瓦赫宁根大学的8年里，他从未在未来餐厅里吃过饭。我们不知道他是在答应还是在拒绝。雷内问他带没带手机，他可以给他妻子打个电话。

"有，我们家里有部手机。"

我们最后还是打消了在那儿吃午饭这个念头。后来，我们走到停车场，瞥见了范·弗利特在自行车道上，蹬着自行车行进在歪斜的风雪中。

第 8 章　超大一口：

被生吞后如何活下去

在我母亲彩色绘图版的《圣经》中，约拿（Jonah）的故事配图如下：一个渔夫的半个身子在一头不知是何品种的长须鲸嘴里。他身穿一件无袖红色长袍，已经变得稀疏的头发被海水光溜溜地抹到后面。他一只手臂向前使劲伸展着，努力想要从鲸口逃生。须鲸是滤食动物，它们的进食过程是"咬"下一大口海水，然后用舌头推动海水穿过巨大的鲸须梳，小鱼、磷虾或任何固体物质会被滤出留在嘴里。这是一种温和的捕食方式，猎物甚至可以幸存下来。不过，须鲸的猎物通常没有人的脚大，它们的内部构造因此相应而生。

美国国家海洋和大气管理局（National Oceanic and Atmospheric Administration）的鲸鱼生物学家菲利普·克拉彭（Phillip Clapham）说："须鲸的食道非常狭窄，它们不太可能咽下那个上帝发怒后的倒霉蛋。"但是抹香鲸有可能。抹香鲸的食道足够宽阔，虽然它们长有牙齿，但是它们不咀嚼食物。抹香鲸靠吸力进食，而且这吸力显然相当强大：1955年，在一只从亚速尔群岛（Azores）捕获的抹香鲸胃里发现了一条重达184千克，除去触须也有约2米长的完整的巨型乌贼。

然后还有詹姆斯·巴特利（James Bartley）。1896年11月22日，《纽约时报》（New York Times）报道了"东方之星"号捕鲸船一名水手的故事：一条被鱼叉叉住的抹香鲸"在垂死挣扎中"将捕鲸船掀翻，那名水手便消失在福克兰群岛（Falkland Islands）附近的海域。其他船员以为巴特利已经淹死了，便着手给那头鲸鱼剥皮，此时的鲸鱼也已不再挣扎。船员们吓了一跳，发现有东西在胃里蜷曲着，断断续续有生命迹象。他们把巨大的胃袋吊到甲板上，切开后在里面发现了失踪的水手，他昏迷不醒，但是还活着，那时他已经在鲸鱼体内待了36小时[1]。

圣经文学家们没有放过巴特利的故事。几十年来，它多次出现在宗教小册子和基督教原教旨主义的布道中。1990年，当时在宾夕法尼亚州格兰瑟姆弥赛亚学院（Messiah College in Grantham）任教的教授、历史学家爱德华·B.戴维斯（Edward B. Davis）做了一些查证工作。他的论文长达19页，涵盖了从大英图书馆（British Library）报纸档案到大雅茅斯（Great Yarmouth）公共图书馆历史室研究里的内容。简而言之，他的研究结论为："东方之星"号根本不是捕鲸船，那时福克兰群岛附近的海域还没有开展捕鲸活动。船上没有一个叫詹姆斯·巴特利的人，船长妻子确信没有船员从船上掉下去。

撇开历史不论，让我们来看看巴特利在消化道里的真实情况。如果在胃里生存只是一个简单的容身体积问题，那么我们每个人差不多都能活下来。虎鲸是一种比抹香鲸体形小得多的鲸类，它的前胃在未撑开的情况下长约1.5米，宽约2米，这和东京胶囊旅馆里的一个房间差不多大，而且同样缺少酒店便利设施。受人尊

---

[1] 1896年是吞人事件频发的一年，也是耸人听闻的小报新闻横行的一年。巴特利事件传开两周后，《纽约时报》又刊登了一篇关于一名海葬的水手的后续报道。为了使尸体袋沉入海底，人们把一把斧头和一块磨刀石及其他东西一并放进尸体袋里。那个男人的儿子悲伤得几欲发疯，也跳进海里。第二天，船上的其他水手把一条巨大的鲨鱼拖到甲板上，听到它体内有一种奇怪的声响。他们随后发现，在鲨鱼肚子里，那位父亲和儿子都还活着，他们一个人转动磨刀石，另一个人磨斧子，准备劈出一条出去的路。故事里解释说，这位父亲当时只是昏迷了。显然，《纽约时报》的编辑们也不太清醒。

敬的鲸类生物学家E.J.斯莱普（E. J. Slijper）撰写的《鲸鱼》一书里第154号插图，是一幅按比例绘制的7米长虎鲸和从它胃里取出的14只海豹和13只鼠海豚。猎物在鲸鱼肚子下垂直排成一列，看起来就像从飞机上投下的奇形怪状的炸弹。

虽然水手可能会在抹香鲸强大的吸力和吞咽过程中幸存下来，但当他抵达鲸鱼胃后似乎又会面临一系列新的问题[①]。"巴特利的皮肤在胃液作用下发生了惊人的变化。他的脸和手被漂成死尸般的惨白色，皮肤起皱，看起来就像是被煮成半生不熟的样子。"真是可怕，不过，这也恰恰说明这些文字不可信。鲸鱼的前胃并不会分泌消化液。盐酸和消化酶只在第二个胃或主胃中分泌产生，第一个胃和第二个胃之间的通道很狭窄，人根本无法通过。

虽然抹香鲸前胃没有胃酸这个事实让巴特利的故事又加了一个漏洞，但这似乎给约拿的圣经故事增添了一些可信度。如果那头鲸鱼在追赶约拿的过程中吞了一些空气，或者让我们快进几个世纪，给约拿一瓶氧气罐，那么约拿能在鲸鱼胃里生存吗？

要是鲸鱼没有斯莱普写的这个特性，没准他生存还是有可能的："鲸鱼用它们的胃'咀嚼'食物。"因为抹香鲸把猎物囫囵吞下，所以它们需要用别的办法把猎物分解成更小更易消化的部分。某些物种的前胃肌肉壁厚达8厘米。斯莱普把鲸类动物的前胃比作鸟类的砂囊——一种解剖学上的绞肉机，用来代替磨牙。

[①] 我请你试试找一句比我这个更无伤大雅的句子，其中需要包括精子（sperm）、吸吮、吞咽和任何与海员同音的词。如果你能找到这样的句子，请打电话念给我听。（译注：抹香鲸英文为 sperm whale，海员 seaman 与精液 semen 同音。）

人在鲸鱼前胃里是会被压碎呢，还是仅仅被挤得翻滚呢？这种力量是致命的还是只会让人觉得不舒服？据我所知，还没人测量过抹香鲸前胃的收缩力，不过有人测过砂囊的挤压力。这项研究发生在17世纪，目的是解决两位意大利研究人员——乔瓦尼·博雷利（Giovanni Borelli）和安东尼奥·瓦利斯内利（Antonio Vallisneri）——关于消化过程主要原理的争论。博雷利声称消化纯粹是一种机械的过程：鸟的砂囊可以施加上千磅的压力，基于这种强大研磨力的存在，消化过程根本没有化学溶解的必要。而作家斯蒂芬·佩吉特（Stephen Paget）在1906年的早期动物实验纪事中写道："恰恰相反，瓦利斯内利曾有机会解剖鸵鸟胃，他发现胃里有一种液体[1]，似乎能对浸泡在里面的尸体产生作用。"

1752年，法国博物学家勒内·列奥米尔（René Réaumur）设计出一种能解决这场争论的方法，并在无意中回答了2个半世纪后一位美国作家提出的有关鲸鱼胃存活的愚蠢问题。他有（或者可以搞到）一只叫作鸢的小猛禽。像大多数食肉鸟类一样，鸢在消化掉猎物可消化的部分后，砂囊中不能被消化的羽毛毛皮会返流回嘴里。这个行为启发了列奥米尔，他想到可以把一个装有肉的小管子藏在鸢的食物里。这个管子可以防止肉被砂囊压碎，并且其两端的网状格栅可以让砂囊里的液体溶剂（如果存在的话）进入管子，消化里面的肉。鸢的砂囊会把小管当成一根异常巨大且坚

---

[1] 瓦利斯内利将这种液体命名为 aqua fortis（王水）。注意不要与 aquavit（烧酒）混淆，aquavit 是斯堪的纳维亚（Scandinavian）的一种烈酒，网上说："它有着悠久而辉煌的历史，是在特殊场合饮用的首选。"比如在假期或者在解剖鸵鸟胃的时候。

硬的骨头，鸢一定会把它吐出来。如果管子里的肉溶解了，那就意味着胃里某种液体具有消化功能。列奥米尔最终在谷仓附近各种各样的鸟身上尝试了这项实验。就我们的目的而言，我们对小管子的命运比对它里面食物的命运更感兴趣。那些玻璃制的小管被砂囊的收缩力粉碎了，而用来替代玻璃的锡管也未能幸免。最后，列奥米尔不得不使用铅管才承受住砂囊里近500磅的压力，让管子完好无损地吐出来。

为了更直观地理解在砂囊里是什么感觉，或者由此联想在抹香鲸胃里是什么感觉，我用谷歌搜索了"500磅压力"这个关键词。其中一条结果是：摩鹿加凤头鹦鹉（Moluccan Cockatoo）的喙可施加的最大压力，这种鸟可以一口咬掉人的手指。这也是重130磅[1]的人脚踩时施加的压力，也就是说，在砂囊里的感觉就像我踩在你身上的感觉（也许因为我着急避开那只凤头鹦鹉）。最后，美国汽车协会（American Automobile Association）告诉我们，500磅是一只10磅[2]重的狗迎头撞上一辆以每小时55英里[3]速度行驶的车的挡风玻璃时所产生的力。

抹香鲸前胃的肌肉想必要比鸟类砂囊的力量更大。我认为你在抹香鲸肚子里存活的机会很渺茫，要我说，你在那辆被吉娃娃撞坏的皮卡里肯定要比在鲸鱼肚子里好过多了。

《圣经》中对约拿痛苦遭遇的描写其实没用到鲸鱼这个词，原文写的是"大鱼"。加州大学圣克鲁兹分校（University of California,

---

① 译注：约 60 千克。
② 译注：约 4.5 千克。
③ 译注：约每小时 80 千米。

Santa Cruz）的生物学家特莉·威廉姆斯（Terrie Williams）曾经（据他们所说）剖开过一只5米长虎鲨的胃。当时她在夏威夷工作，一名女子在游泳时身亡，人们在事发地点周围不远处抓到一条鲨鱼。威廉姆斯被邀请去检查鲨鱼体内能否找到这名女子的尸体残骸。威廉姆斯没在鲨鱼胃里发现任何人体部分，反而发现了三只井盖大小，身体完好无损的成年绿海龟，它们都面朝前方。"它们根本没注意到鲨鱼靠近。它们可能只知道：'我游来游去，周围全是蓝色，这可是夏威夷啊，这多棒啊……'它们接下来看到的就是这张深渊巨口合上了。"与抹香鲸前胃不同，鲨鱼胃会分泌胃酸和酶。威廉姆斯认为，这些缩回坚硬的壳中，肌肉存储有氧气的海龟，大概在鲨鱼胃里存活了半天。

那么穿潜水服戴氧气罐的潜水员呢？他在虎鲨体内能活多久？基督教答案网（Christiananswers.net）介绍了一个有趣的消化伪科学，如果这是真的，那么对这名潜水员（或者我们熟悉的约拿）来说真是一个好消息："只要动物被吞下时还活着，消化过程就不会开始。"

这条关于消化的谬论可以追溯至18世纪的苏格兰解剖学家约翰·亨特（John Hunter），他是一位值得尊敬的科学家，差不多可以算是现代外科手术的奠基人。在数百次解剖过程中，亨特偶尔会看到尸体胃壁有神秘损伤。起初，他认为这些损伤就是死因，这种假设十分合理，但随后他意识到，这种情况甚至出现在因斗殴而身亡的健康强壮年轻人身上，其中包括一名被铁拨火棍击中头部的男子。这个人的胃也被溶解洞穿了，亨特发现他晚餐吃的奶酪、面包、冷盘肉和啤酒流进了体腔。我们可以由这个例子了解到一些知识点：比如200多年来酒吧的菜单没怎么变，再比如卖酒的老板最好把壁炉用具藏到吧台后面。亨特意识到的是，那些难以解释的伤口并不是疾病，而是一种自身消化。他指出，胃组织受到的损伤与消化过的冷盘肉看起来一样。换句话说，胃会在人死后开始消化自己。

那么问题来了，人活着的时候是什么阻止胃消化自己呢？亨特的解释（同时也是Christiananswers.net网站上胡说八道的来源）是活的组织结构可以散发出某种能保护自己的生命力场。"动物拥有一种生命源，它在胃里丝毫不会受到胃的影响……"亨特在1772年的一篇文章中写道。人类同样也适用。亨特在他另一篇文章中说："如果一个人把手放进狮子胃里，在那放一会儿，手肯定不会被消化。"不得不说，亨特的观点稍微让人暂时放下心来。

法国生理学家克劳德·伯纳德（Claude Bernard）对此并不买账。1855年，伯纳德把动物放进了胃里，那个胃是一只活狗的胃，胃上被人工制造了一个类似几十年前（以及几章以前）威廉·博蒙特用来监测亚历克西斯·圣马丁消化活动的瘘口。伯纳德把狗绑起来，然后通过瘘管放入青蛙的后腿。45分钟后，这两条蛙腿"大部分被消化了"——对于一个法国人来说，消化蛙腿不算什么新鲜事，新鲜的是这只青蛙竟然还活着。伯纳德总结道，这个实验表明生命力并不能阻碍胃液的作用。就像那种残忍也无法阻碍克劳德·伯纳德的试验[1]。

---

[1] 在伯纳德某次实验或某次后续实验中，他妻子走进了他的实验室。当时他正把一条活鳗鱼推进胃里，鳗鱼只剩下头露在外面，或者他当时在进行活体解剖。当初曾用嫁妆资助过这些实验的玛丽·弗朗索瓦丝·"范妮（Fanny）"·伯纳德被吓得目瞪口呆。1870年，她离开了他，用另一种残忍回击了他的残忍。她之后创办了一个反活体解剖协会。加油！范妮。

1863年，英国生理学家弗雷德里克·W.帕维（Frederick W. Pavy）将伯纳德的发现拓展到哺乳动物身上。也许是为了配合法国集市日主题，帕维选了只兔子作为实验对象。他另造了一只有瘘管的狗，把兔子的一只耳朵插进正在消化食物的狗的胃里。4小时后，半英寸长[①]的耳朵尖几乎完全不见了，只剩下一小块消化后的碎片挂在耳朵上。这再一次证明消化完全不受"生命源"或任何正义感的约束。

所以亨特错了，能保护生物不被胃分泌物消化的生命力并不存在。那么，为什么胃不消化自己呢？为什么一个人的胃液能轻而易举地消化掉羊肚、牛肚，却不消化分泌它们的胃呢？

这个问题的答案不是是与否那么简单。实际上，胃可以消化自己。胃酸和胃蛋白酶能消化胃的保护层：胃黏膜。不过在亨特那个时代，人们没有意识到胃能够迅速重建它破坏的东西。健康成年人的胃黏膜每三天就会更新一次。（胃还有一个更聪明的把戏：胃酸的主要成分是分开分泌的，以防止分泌它们的细胞被破坏。）约翰·亨特在尸体胃里观察到洞是因为产生黏膜的机器在人死亡时停机了。如果人在吃饭时死亡，消化液会继续发挥作用，特别是在暖和的地方，温暖的气候可以替代人死亡后身体失去的热量，但黏膜修复机制已完全终止。

要是你不得不在某个消化器官里待几天，我向你推荐企鹅胃。企鹅可以通过降低胃的温度来减小胃液的活性，使消化停止。企鹅胃于是变成了一种类似冷柜的储藏器官，可以把捕获到

---

① 译注：约 1.2 厘米。

的鱼带回家喂小企鹅。因为企鹅捕食的地方距离它们的窝可能有几天的路程，如果没有这种方便的冷藏方式，吞下肚的鱼就会在大企鹅回家之前被完全消化掉。"就像你在从超市回家的路上就把买的食物都吃光了一样。"海洋生物学家泰利·威廉姆斯(Terrie Williams)形容道。

约翰·亨特之所以笃信"生命源"这个概念是因为它能够为"胃蛇"提供一种医学解释。早在古巴比伦和古埃及时期，就有人向医生抱怨他们身体里住着爬行动物或两栖动物。在18世纪晚期，这类病例更是蔓延开来。亨特在1772年发表的一篇关于生命源的论文中写道："正因如此，我们才会发现各种各样的动物能生活在胃里，甚至在里面繁衍生息。"直到18世纪末，甚至更晚些时候，很多极具声望的生物学家[不仅有亨特，还有卡尔·林奈①(Carl Linnaeus)]都相信青蛙和蛇可以像寄生虫一样生活在人体内，从人吃下的食物里获取营养。医学历史学家和作家詹·邦德森(Jan Bondeson)从17、18和19世纪的医学期刊上查到了大约60个病例报告。其中，18个病例涉及蜥蜴或蝾螈，17个病例提到了蛇，15个是青蛙，还有12个与蟾蜍有关。

尽管这些病例来自不同地区，涉及的动物也各不相同，但其基本前提大致相同：这些病人都深受腹部奇怪的不适感或疼痛所困扰，然后突然想起他们最近曾去过乡下。故事的经过通常是这样

---

① 译注：卡尔·林奈(1707—1778)瑞典生物学家，动植物双名命名法的创立者。他奠定了现代生物学命名法二名法的基础，是现代生物分类学之父，也被认为是现代生态学之父之一。

的：夜晚回家途中，他喝了池塘或者沼泽或者小溪或者泉里的水，因为是在夜间，他看不到自己吞下了什么，或者因为醉酒压根没有注意到。在有的故事里，人们觉得自己吞了动物的卵，另外一些人认为自己直接吞下了整个动物。个别病人认为他们是睡觉或昏倒后，一些细长的冷血动物顺着食道爬进了他们的肠道。

如果病人凑巧在便盆里看到了动物，那么他便会对这种幻想更加深信不疑。1813年的一份典型病例报告中写道："在大便时，她感到直肠处有不寻常的痛感，之后她觉得便盆里有什么东西在动。"医生通常给病人开泻药来缓解这种症状。正如1865年的一个胃蜥蝓病例报告中写的那样："通过肛门①给病人注射泻药，随后病人立刻注意到有什么东西在他衣服下面移动。"

当然，事件的真相更有可能是动物本来就在便盆里或在床上，只不过他们之前没发现。这些论文的作者要么是懒得思考，要么就是狡猾的投机分子。类似这样的病例是极其博人眼球的医学奇闻，有关报道肯定能发表在当时的医学期刊和报纸上，使这些医生声名鹊起。

不过说句公道话，某些细节凑到一块确实能为这些说法提供

---

① "Per anum"的意思是"通过肛门"。"Per annum"有两个 n，意思是"每年"。"通过肛门的出生率是多少？（What is the birth rate per anum？）"这个问题的正确答案是零（希望如此）。网上提供了许多很好的例子来说明将两者混淆的严重后果。一家能提供"通过肛门 10% 的利息"的投资公司客户，可能会和一位尼日利亚编剧的客户一样多，他自称"通过肛门能写出 6 部电影"，或者和一个斯里兰卡进口商的业务一样多，他们广告上宣称"通过肛门需要 3600 吨大蒜"。那个在 Ask Jeeves 的网站上提问"有多少人通过肛门骑马而死亡？"的人不得不在评论区迎接由这条问题产生的嘲弄。

一些佐证。就像当代都市传说一样，关于"胃蛙"和"胸蛇"的故事之所以广泛流传，是因为它们具有一定真实性。没人会相信哺乳动物生活在人消化道里这种故事（尽管邦德森确实查到了一个"胃鼠"病例），但单从生物学角度上讲，青蛙还是有可能的。杂耍中的吞吐术表演吞的就是青蛙，因为青蛙可以经由皮肤从水中摄取氧气。把青蛙放进一杯水里然后吞下去，青蛙不会死，至少会活到表演结束。

　　冷血动物的新陈代谢需求通常比较低，因为它们不需要用食物中的能量维持体温，所以它们生存所需的能量较低。有些青蛙在冬天几乎完全不需要能量。野生生物学家汤姆·皮兹福特（Tom Pitchford）告诉我："在冬天，如果渔民从鲈鱼肠子里掏出来一只活青蛙，我一点也不会惊讶。"但是人类的肚子可不是寒冷的冬天，它更像热带。大约在1850年，德国生理学家、动物学家阿诺德·阿道夫·伯托尔德（Arnold Adolph Berthold）为了结束"胃蛙"这类荒唐事，将一些北欧品种的青蛙和蜥蜴放入与人体体温相同的水中，结果成年动物全都死了，卵也都腐烂了。

　　蛇高居此类事件榜首并不令人惊讶，因为它除了冷血和高耐受力特质以外，蛇似乎还有一种特殊的忍受胃肠道禁闭的本领。我在本章开头提到的鲸鱼生物学家菲利普·克拉彭给我讲过一个发生在他的杜宾混血猎犬格雷西身上的故事。在一次晚宴中，格雷西把一条半米多长的袜带蛇吐到了克拉彭家餐厅的地板上。他说，当时他的妻子以为蛇已经死了，就用一沓纸巾把蛇捡了起来，然后"当它那分叉的小舌头吐出来时，她吓得差点儿把蛇扔了"。克拉彭坚称格雷西至少有两小时没出门。蛇在里面已经待了很久。

阿拉巴马大学（University of Alabama）蛇类消化科学家斯蒂芬·西科尔曾观察到一条王蛇在另一条王蛇体内待了10~25分钟之后仍恢复了知觉。事情发生前，他把两条王蛇放进同一个缸里，没意识到其中一条把另一条当成了晚餐。之后西科尔离开了房间，当他回来时，晚餐已几乎被吞进去了。西科尔把晚餐拽了出来，发现它还有心跳，他既感到如释重负又觉得惊讶无比。

尽管如此，短暂逗留和永久移民还不是一回事。以前那些更靠谱的医生意识到了"胃蛇"的本质，即由胃部症状引起的幻觉。原发疾病往往很普通：胃溃疡、乳糖不耐症、酗酒、胀气。根据病人对胃中房客居住习惯的描述，往往就可以猜到是怎么一回事。比如，安德鲁·S在他一喝酒或喝牛奶时，胃里那条蛇就会动。S的医生阿尔弗雷德·斯坦格尔（Alfred Stengel）在1903年的一篇论文《感受解释为胃里有活物》中引用了S的话："他从来不允许我喝威士忌。"斯坦格尔认为S"最讨厌这一点"。大约在1843年，佛蒙特州卡斯尔顿（Castleton, Vermont）一名女子的胃蛇在"大量进食粗粮"后是最活跃的。

有时候人们甚至连小毛病都没有，就只是因为他们的肚子发出了咕噜咕噜的声音。19世纪末，外科医生弗雷德里克·特里尔（Frederick Treves）记录了5例病人抱怨体内有异常蠕动或者有活蛇的情况。但是他在手术时除了正常消化道运动外什么也没发现，于是他发明了一个术语来描述这一现象："肠道神经官能症"（intestinal neurosis）。这种症状今天依然存在，不过主角不再是蛇了。一位胃肠病医师告诉我，有一颗悲伤的心带着一段视频在北美各大胃动力诊所里游荡，视频里他只穿着内裤，肚子上堆叠着硬币，用此来显示让他异常担忧（但完全正常）的肠道蠕动方式。

有时病人会设法抓住那个所谓的罪魁祸首，然后带给医生看。有些医生会把这些动物放在陈列柜里展示以满足人们的好奇心（个别医生把它们养做宠物），而那些更有科学精神的医生意识到，这是一个进行科学验证的好机会。詹·邦德森描述过一个著名病例：17世纪，一个12岁的孩子向医生抱怨自己腹部绞痛，据说他在一段时间里吐出了21只蝾螈、4只青蛙和一些蟾蜍。这个孩子的内科医生想到一个绝妙的主意，解剖这些两栖动物的胃。如果这个故事是真的，那么小动物胃里的东西应该和孩子胃肠道里的食物相同。然而，这些动物的胃里装的是消化到一半的昆虫。1850年，阿诺德·阿道夫·伯托尔德（就是那个把青蛙卵泡腐烂的人）找到德国医学博物馆馆长，那个博物馆的藏品据说包括在人类消化道居住多年后被吐出或排泄出的爬行动物和两栖动物。当动物标本的胃被打开时，发现的仍然是处于不同消化阶段的昆虫。

最直接揭穿此类故事的实验是纽约内外科医师学院（College of Physicians and Surgeons of New York）的生理学教授J.C.道尔顿（J.C.Dalton）开展的。1865年，道尔顿的同事们在几个月内两次拜访他，他们来时带着泡在酒精里"被排出"的蛞蝓。其中一个据说是来自一个已腹泻了3周的男孩。接下来就是那个似曾相识的故事："这些蛞蝓正是在这次腹泻中被排了（passed）出来。那天，母亲在孩子排便后给他脱衣服时，发现了这些蛞蝓，其中有一只还活着。"母亲认为孩子是在乡下吃蔬菜时不小心吞了蛞蝓卵，因为那个男孩在乡下度过了（passed）一段暑假时光。在这个语境下，

pass是一个骇人的动词选择[1]。

道尔顿对此持怀疑态度。"因此,我认为值得做些实验来弄清楚这种事究竟有多大可能性。"实验用的蛞蝓是从附近生菜地里弄到的。他的一位助手把一只狗的嘴巴掰开,道尔顿随即把四条蛞蝓一次一条放在狗嘴巴的最深处,这样狗就会不经咀嚼把蛞蝓直接吞下去。1小时后,道尔顿拿出了他的解剖刀。他解剖后发现狗消化道里的任何地方都没有蛞蝓的踪迹。在随后进行的实验中,道尔顿放入蛞蝓15分钟后就对狗进行解剖,他发现蛞蝓略微变软,蝾螈极其瘫软,而且它们都已经死掉了。

"这是一种奇特的心理现象。"道尔顿写道,"我们发现即使是聪明人有时也会笃信地讲述这类故事,还对细节进行详尽的描述。如果我们是从别人口中听到这些故事,我们总能想到故事在口口相传时会自然而然被人添油加醋。但是即使叙述者陈述的事实是亲眼所见,有时他所相信的东西与真实情况也可能是天差地别。"

这真是至理名言,放到今天也同样适用。而类似的故事仍在上演,只不过在接下来的故事中,蜥蜴和青蛙是在外面。

---

① 译注:"度过"和"被排出"英文都为"pass"。

第 9 章　晚餐的复仇:
　　　　食物能反噬吗?

拟步甲虫，是一种害羞且低调、有哑光黑色甲壳的小甲虫，它更广为人知的是幼虫时期的样子——黄粉虫。黄粉虫和它的黑色近亲大麦虫是广受欢迎的"活体饲料"，常被用作爬行动物和两栖动物这类宠物的食物，因为这些动物不吃已经死掉的猎物。多年来，一个令人不安的传言在"两爬"（herp）（即herpetofauna，两栖爬行动物）社区里流传。一位名叫"Fishguy2727"的网友在Aquaticcommunity.com网站留言道："我和许多有类似经历的人聊过，他们直接（FIRST-HAND）目睹动物在吃下黄粉虫后，不出10~20秒，这条黄粉虫就咬穿动物的胃爬出来了。"

　　我从野生生物学家汤姆·皮兹福特那里间接（SECOND-HAND）听到过类似传言。当我问汤姆是否知道有非寄生性生物能在胃里存活一段时间时，我想到了黄粉虫。他听说一些两爬论坛建议在喂食前先碾碎黄粉虫的头，然后蜥蜴会在虫子垂死挣扎时过来吃掉它。

　　黄粉虫的饲养者对此嗤之以鼻。Wormman.com网站评价道："这就是老掉牙的迷信。"巴塞特蟋蟀（和黄粉虫）养殖场（Bassetts Cricket Ranch）的老板告诉我，黄粉虫吃一片胡萝卜都得啃两天。"它们绝对不可能咬穿爬出去。"他说。（尽管如此，显然还是有很多人担心，即使它不是咬穿，但它有可能是别的什么方式洞穿身体的。）不过毕竟黄粉虫饲养者在这件事上有利益冲突，他们这么说我也不会感到意外。那么卖爬行动物和两栖动物的人怎么看呢？离我家不远的"东湾生态缸"（East Bay Vivarium）是一家爬行类和两栖类动物商店，经理卡洛斯·哈斯拉姆（Carlos Haslam）告诉我，在他从事这行的40年间，他既没见到过这种现象，也没听顾客反映过这种情况。他还指出，蜥蜴在咽下食物前会先咀嚼。虽然青蛙不会咀嚼，但是蜥蜴会，而大多数这种故事的主角都是蜥蜴。Fishguy 2727还是不服气："仅仅因为1 000人没有经历过这件事并不意味着它不存在。毫无疑问，这是可能发生的。"

像这类杜撰的故事都有一个共性，即找到一个知道其他人见过这件事的人很容易，但要找到亲眼看见的人就难得多了。内华达大学（University of Nevada）特雷西实验室负责照顾实验动物的实验技术员约翰·格雷（John Gray）就声称亲眼见过这件事。他的老板理查德·特雷西（Richard Tracy）是一位生理生态学家。他的研究项目是预测未来将要灭绝的重点动物，主要关注爬行动物和两栖动物。约翰·格雷照顾着18只蜥蜴、40只蟾蜍和50只青蛙，但他从未见过它们中的任何一只出事。出事的是一只篱笆蜥蜴：约翰12岁时在自家后院抓到一只篱笆蜥蜴，他想起那晚给他的新宠物喂了一条大麦虫，结果次日早上，他发现这只蜥蜴死了，那只大麦虫"从蜥蜴的侧面伸出头来"。

特雷西对此持怀疑态度。他认为1979年上映的电影《异形》（Alien）让这类故事在公众的意识里扎下了根。这部电影里，异形在一个飞船船员的体内孵化，在某次会议中从他的体内破膛而出。他同时也质疑格雷的记忆是否可靠，谁能准确无误地回忆起30年前发生的事的细节呢？黄粉虫的自然行为之一就是爬到物体下方。"亚利桑那大学拟步甲虫/黄粉虫信息表"上在"有趣的行为"标题下有一行内容写道："黄粉虫更喜欢黑暗的环境，而且喜欢把身体贴在另一个物体上。"要是黄粉虫能从其他生物的胃里咬穿爬出来，那么我觉得这种行为算得上是一种有趣的行为，但是该表格的作者压根儿没有提到。就像上一章提到的服用泻药之后排出的胃蛞蝓和胃蛇，更可能的情况大概是，虫子在寻找黑暗时不小心到了事发现场，被一桩意外事件给陷害了。

然而，像大多数研究爬行动物和两栖动物的人一样，特雷西很难做到完全忽视这些故事的存在。他做了实验生物学家在这种情况下会做的事情：实验。

特雷西教授借了一个内窥镜，它比大多数内窥镜更细，因为它其实是用来检查尿道的。这个内窥镜本来是一位泌尿科医生的，他的女儿在内华达大学研究乌龟，医生把内窥镜借给了女儿去观察乌龟洞穴，他女儿又借给了特雷西来研究胃里的黄粉虫。真是因果循环，来回往复。

特雷西做这个实验没有任何经费，有的只是一腔热情。他找了一些同事和朋友，告诉了他们他的实验计划，他们立刻提出愿意提供力所能及的帮助。该校的兽医沃尔特·曼德维尔（Walt Mandeville）主动请缨负责动物麻醉，特雷西的研究生李·莱梅纳格（Lee Lemenager）负责操作内窥镜。李·莱梅纳格长着一张儿童最初画人脸时画出的那种脸庞，哪里都是圆圆的，和善的。那天早些时候，他把胃酸滴在一只大麦虫上的时候看起来像在做一件善意的事。

此时又有两人出现在实验室，"这两位是弗兰克和特里，来自OMED。"特雷西介绍道。内华达州的OMED公司销售二手医疗器械。"他们借给我们一台价值数万美元的录像设备，不过这件设备已经用了40年，现在很可能已经变得不值钱了。欢迎欢迎！"特雷西是一位非常讨人喜爱的教授，他的学生毕业后很长时间仍与他保持着联系。特雷西实验室的后墙上挂满了他给研究生拍的照片。

他的满头白发说明他可能已临近退休，但我很难想象出他会去打高尔夫球或者他无所事事在家看电视的画面。

特雷西将一只牛蛙呈坐姿固定，李把内窥镜放入它嘴中，一直伸到胃里。我们的目的是观察2分钟前牛蛙吞下去的那只大麦虫。内窥镜是用光纤制成的软管，它的末端有微型摄像头和照明光源。它与一个闭路视频监视器相连，这样在场的每个人都能看到摄像头处传来的影像，特雷西同时可以拍下胃里发生了什么。

这只牛蛙被注射了镇静剂，但它仍清醒着。它像一盏装饰性台灯那样发着光，就是那种可以营造一种氛围，但光线并不足以伴人阅读的那种台灯。显示器的屏幕现在是纯粉色：这是光线充足时青蛙胃里的景象。你不会指望在青蛙身上看到粉色，但它的胃确实是，粉得像次水杨酸铋（Pepto-Bismol）[1]一样。

然后突然间，粉色变成了棕色。"它在那儿！"李把镜头聚焦在暴露虫子踪迹的棕色、褐色和黑色条纹上。大麦虫一动不动。为了判断它是否还活着，兽医沃尔特从被扩张器临时撑开的青蛙食道中插入一把活检钳，他用钳口轻轻挤压大麦虫腹部，虫子蠕动了，于是我们像百老汇演员那样齐声叫道："它还活着！"

"它在咬吗？"有人问。仿佛是导演在提醒，这时所有脑袋都前倾看向屏幕。

"那是它的尾部。"兽医沃尔特说。沃尔特有一双敏锐的眼睛，是多年家禽检查员工作磨砺出来的（每只鸟的检查时间只有4.8秒）。

李向后拉动内窥镜，把它移到大麦虫的另一端。这只大麦虫的

---

[1] 译注：一种粉色液体状的肠胃药。

口器静止不动，其他部位也一动不动。沃尔特给我们讲了一个现象，他称之为"毯子效应"。他举例说，在治疗野马前，为了先使它平静下来，兽医会把它赶进一个狭窄的斜槽里，斜槽内衬为袋装花生，狭窄的槽会给马两侧施加一点压力。用襁褓裹紧婴儿、给心烦意乱的朋友一个拥抱、给害怕雷声的狗狗穿上有弹性的安定背心（Thundershirt）（有粉色、深蓝色和浅灰色三种颜色可供选择），这些行为背后都遵循着同样的原则。对这只不幸的黄粉虫来说，不幸中的万幸是胃壁扮演了安定背心的角色。

在把大麦虫交给青蛙之前，李在虫子中间绕了一圈线并用外科黏合剂系牢，以便之后随时将它取出。现在是时候了。青蛙似乎毫不介意交出它的午餐，人们把取出的大麦虫放到饲养皿里，等待它恢复状态。约翰·格雷找了一只大蜥蜴，把大麦虫又放到它的胃里。结果一样：这只大麦虫很快会静止不动，但并不会死亡。

通过这些实验我们能确定一件事：胃酸（也就是盐酸）对黄粉虫来说不是什么大麻烦。许多人，包括刚开始写这本书时的我自己，对盐酸的理解或多或少和对硫酸的看法一样，会将其与电池中的酸，下水道清洁剂中的酸，以及可恨的男人想泼硫酸使女人毁容这样的情形联系在一起。硫化物易与蛋白质结合，从根本上改变它们的结构，如果这个结构是你的皮肤，那么对你来说这将是一种灾难性的改变。但是盐酸没有那么强的腐蚀性。

就我个人而言，这种混淆来源于电影《狂蟒之灾》（Anaconda），电影里有一个场景是一条巨蟒从水中冒出，吐出了乔恩·沃伊特（Jon Voight）扮演的角色，他的脸像蜡一样融化了。前段时间我曾去参观斯蒂芬·西科尔的实验室，他是我最喜欢的蛇类消化专家，也是《狂蟒之灾》的技术顾问。我告诉他我想体验一下胃酸，感受一下在胃里是什么感觉。他让我保证不告诉他的妻子，因为他妻子正是负责实验室安全规程的工作人员。随后他从架子上拿出一瓶盐酸，在我的手腕上轻轻搽了一点，大约5微升的量。我做好准备去迎接被开水溅到皮肤的那种灼烫感，但过了整整1分钟，我什么都没感觉到，随后只是有点痒。他又滴了一滴，3分钟后，痒变成了轻微的刺痛，这种感觉大约持续了20分钟，然后就消失得无影无踪，没有任何痕迹。

　　但是胃分泌的可不止一滴盐酸，而且它还会持续分泌，用以调整消化过程中被食物中和的pH值。我的猜测是，在持续分泌胃酸的胃中的情形，应该介于我手腕上的情况和那个掉进2米多深盐酸缸的日本工人的情况之间。该病例报告显示，这位工人的皮肤变成了棕色，肺部和消化器官里的脆弱组织发生了"干燥凝固性坏死"。灼烧（无论是来自酸还是来自热）都会使蛋白质变性，它改变了蛋白质的结构。正是蛋白质变性使煮鸡蛋凝固，使牛奶凝结，使烧伤病人的皮肤扭曲变形。在胃里，盐酸使食物中的蛋白质变性，从而使它们更易被消化酶分解。

　　胃酸的作用是悄然地侵蚀，而非猝然地破坏，尤其当吃下的东西是像大麦虫这样被外骨骼保护着的生物。一只在亚洲食蟹水蛇（Fordonia leucobalia）胃里待了3小时的螃蟹被吐出后起身逃跑了。我认识一个这件事的目击证人：辛辛那提大学（University of Cincinnati）的生物学家布鲁斯·杰恩（Bruce Jayne）。杰恩轻柔地按摩蛇的腹部，让它们交出吞下的东西，以进行相关研究。因为你也不能直接要求它们吐出来。

　　但是，如果没有布鲁斯·杰恩的腹部按摩，没有李·莱梅纳格拉的手术线，没有上帝给鲸鱼的指示，腹中的食物似乎就没有了出路。

其实也不尽然，寄生虫就是个例外。"寄生虫到处钻来钻去。"特雷西教授说。有些寄生虫长有可以钻孔的口器，就像在头顶安了钻头。"这是寄生虫进化的结果。但是我们说的可是黄粉虫啊！真是岂有此理。"它们的幼虫会挖洞，但不会钻孔。兽医沃尔特也赞同道："它们要是知道怎么钻出去才是见了鬼了。"沃尔特还给我们讲了一个关于巨肾线虫的故事，这种寄生虫可以钻出内脏，通过尿道离开身体。他突然用胳膊肘指了指内窥镜："你可以用那个内窥镜看到它钻出来。"

特雷西打算给这些大麦虫最后一次机会，也是最有希望的一次机会，看看它们能否咬开一条自由之路。他们将把大麦虫放进一个没有分泌物也没有肌肉收缩的死胃里。

在星期四下午的里诺①，你到哪能找到一个胃呢？

"唐人街？"有人提议。

"Costco② ？"

"屠夫男孩（Butcher Boys）那儿。"特雷西从兜里掏出手机："您好，我来自内华达大学（那种非官方调查的万能开场白），麻烦问一下，你们那里有鱼胃卖吗？"特雷西等着电话那头的回复，那个接电话的人应该是去问别人了，或者他为了省同事的事在揉着太阳穴打发时间。实验室安静了下来，只听到隔壁房间里用作饲料的蟋蟀在"瞿瞿"地叫。"什么动物的胃都没有？不用了。好吧。"

---

① 译注：美国内华达州的一个城市。
② 译注：美国最大的连锁会员制仓储量贩店。

约翰·格雷抬起头，用他惯常平静的语调说："我的冷冻柜里有一只死豹蛙。"

大家在格雷用温水给他的青蛙解冻时休息了一会儿。期间，沃尔特给我们讲了医学院正在进行的一项替代医学实验，治疗师在小鼠身上练习灵气疗法（Reiki）。特雷西去了隔壁要拿一只蟾蜍给我看，那是他在阿根廷做野外考察时发现的新物种。他把那只蟾蜍装在玻璃培养皿里，抵在肚子上抱着它拿了过来。他看起来就像一个在厨房里抱着麦片碗的孩子。这是一只漂亮的蟾蜍，比一般蟾蜍的疣要少。我把我的想法告诉特雷西，他看起来挺高兴。"你可能是第一个喜欢这只物种的人。"我很确定我是第二个。

"你也可能是最后一个。"李说。他更喜欢青蛙。

格雷带着解冻的豹蛙回来了，现在这只豹蛙被固定在解剖盘里。李沿着它的腹部中线剪开，剥开豹蛙的皮瓣，看起来像是在拉开舞台的幕布。特雷西教授把一只大麦虫塞进蛙胃里。

1925年的文章《被生吞的动物心理》开篇，作者写道自己"在晚餐后一边消化食物一边安静地沉思"，想知道生吞猎物的动物[①]是否会"担忧胃里的猎物在试图逃跑、垂死挣扎时对其造成伤

---

① 那些不咀嚼就吞下牡蛎的人，想必在好奇你的开胃菜的命运吧。软体动物科学家史蒂夫·盖革（Steve Geiger）推测去的牡蛎可能在胃里存活几分钟。牡蛎可以"转换至无氧呼吸"，使其能在没有氧气的环境下生存，但是胃里的温度对它们来说还是太高了。盖格在佛罗里达鱼类和野生动物研究所（Florida Fish and Wildlife Research Institute）工作，我问他牡蛎在人体内最后时刻的情绪状态是什么。他回答说，以他的理解来看，牡蛎的生命形式较为低级。相较于有眼睛和初级神经网络的扇贝，成年牡蛎只有几个神经节。而且由于胃的pH值较低，它很可能一进入胃就立即休克。研究人员给甲壳类动物注射的镇静剂就是低pH值苏打水。盖革认为，这种pH值对双壳类动物也会产生类似的效果。不过我还是觉得最好在吞下牡蛎前先嚼一嚼，因为这样吃起来更美味。

害"。如果这只豹蛙还活着，如果青蛙有足够发达的神经系统来产生担忧的感觉，那么答案一定是肯定的，它们会觉得不安。这条黄粉虫显然也觉得不安，它在紧贴身体的粉色胃袋里屈伸扭动，挣扎了55秒，被撑起的胃看起来像是一个在表演的袜子木偶，然后它完全停止了动作。"毯子效应。"有人说。

人们把大麦虫取出来放到一边，和之前的情形类似，它一动不动，但是还活着。依照先前的实验经验，这只虫大约会在半小时后苏醒，完全恢复原有状态。特雷西又放了一只虫子到胃里，这次它会留在胃里过夜，以此探究大麦虫从"毯子效应"恢复后，挣扎逃出去的可能性。第二天早上，这只虫子死了。特雷西说："在我看来，它们不可能从胃里咬出一条路逃出去。"

但沃尔特却没那么肯定。这条大麦虫奋力挣扎时的活力给他留下了深刻的印象。"要是胃有一个薄弱点，结果是否会不一样？"有没有可能剧烈挣扎会破坏这个薄弱点，从而使虫子逃出去呢？

这听起来似乎就是2005年网上疯传的一张照片里描绘的样子：一条死掉的蟒蛇躺在佛罗里达的沼泽地里，一条短吻鳄的尾巴和后腿从蟒蛇的侧面伸了出来露在外面。

斯蒂芬·西科尔告诉我："大家都在传，那只短吻鳄是自己踢出去的。"西科尔作为专家顾问跟随国家地理频道的一个电视制作团队飞到现场，他们打算为这具神奇的尸体制作一期时长一小时的特别节目。西科尔在去之前就知道，"晚餐自己踢出去"这种说法荒诞不经。蟒蛇在吃掉猎物之前会先将其杀死[1]。而且一旦猎物被吞进去后,它就不能动弹了。

2010年末,我参观西科尔的实验室时带着那张著名照片的打印件,他指着照片上的一个区域说那里确实有一个薄弱点。在蟒蛇外表皮下方的三分之二处,有一块黑色坏死组织,这应该是它之前受伤后未能充分愈合的伤口。西科尔认为,这个伤口破裂是另一条短吻鳄造成的(我们就叫它短吻鳄B吧),短吻鳄B在蟒蛇消化短吻鳄A的时候袭击了蟒蛇,导致那个未愈合的伤口破裂,短吻鳄A的腿于是就蹬了出来。所以到头来,这并不是一场晚餐的复仇,这只是大沼泽地里又一个弱肉强食的日子。

在国家地理节目中,斯蒂芬·西科尔还反驳了另一种观点:晚餐短吻鳄的体积过大,把蟒蛇撑爆了。他指着那张著名照片里的晚餐说,"那根本算不了什么"。巨蟒的身体构造就是为了容纳比自身宽很多倍、体积大很多倍的猎物。它的食道是一层可延展收缩的粉色薄膜,类似一种生物泡泡糖。西科尔走到他电脑前打开一张幻灯片,上面展示的是一条正在吞成年袋鼠头、脖子和肩膀的蟒蛇。下一张幻灯片是一条蟒蛇在吞一头小羚羊,羚羊四分

---

[1] 如何杀死的仍是一个有争议的问题。我曾听说蟒蛇是通过扼制呼吸来窒息猎物,但西科尔认为不是这种方式,这种说法无法解释猎物为何能够瞬间失去知觉。"停止呼吸之后,你的血液中仍会有氧气在循环,就像你在憋气。"他觉得更有可能的原因是:蟒蛇缠绕收缩会阻断猎物血液流动,死因更像是绞窄而非窒息。加州大学洛杉矶分校曾计划进行实验来验证这一推测,但被动物保护委员会否决了。西科尔本来想当这个实验的志愿者:"我觉得我们都想试试在可控的情况下被大蛇勒住后会发生什么,比如我们还能吸气吗?"他可能真的有点疯狂,不过是以一种可以造福科学的方式。

之三的身体"头朝下在它体内",只剩下臀部和后腿露在外面。蟒蛇用它们发达的肌肉把猎物像太妃糖一样扯开,猎物因而变得更细,也更容易被吞下。和人类不同,蟒蛇不止依靠单次肌肉收缩的蠕动波来吞咽食物,它们吞咽是基于被称为"翼状肌行走"的一系列动作完成的。它们的颌部左右移动慢慢咬进猎物,就像匍匐前进的海军陆战队士兵,用手肘左、右、左地向前移动。

西科尔驳斥"胀爆胃"推断的另一个理由是他确切地知道把胃胀破需要多大压力。"我们曾把一条死蟒蛇的泄殖腔封住,然后通过食道向胃里打气。"也许就像现在的你一样,西科尔当时也"厌倦了听人们谈论蟒蛇被撑爆这个观点",因此他进行了上述打气实验。我本来想给你看看他这个实验的内容,奈何西科尔根本就没发表实验结果,他只是觉得这个实验有意思。他指着我打印的那张蟒蛇和鳄鱼的照片说:"撑破蟒蛇肚子的压力可比这东西能产生的压力大多了。"

在生物学中,有一个术语专门用来形容延展伸缩性好,适应性强的消化设备:顺应性(compliant)。主人您打算吞下这头野山羊?好的,没问题,交给我了。顺应性强的胃像是一种生物食品储藏柜,在猎物稀缺或在没捕猎的日子里,胃里储存的食物可以维持动物数天或数周的生存。这种胃是最适合"饥一顿饱一顿"的胃。大卫·梅茨(David Metz)是宾夕法尼亚大学医院的胃肠病专家,他研究过大胃王比赛的选手。他说:"食肉动物的胃有极强的顺应性,想想狮子饱餐一顿之后它那巨大而膨胀的肚子。在接下来的几天里它就能悠闲地躺在阳光下,等食物慢慢消化。"当你到达食物链的顶端,你就可以自由自在地闲逛,不必担心某个体积更大、体格更强壮的动物跳出来把你吃掉。能让狮子成为被捕食者的只有人类（中的猎人），偶尔也有美索不达米亚的活体解剖者。

2006年，一期《黎巴嫩医学杂志》（ *Lebanese Medical Journal* ）刊登了法里德·哈达德（Farid Haddad）的一篇文章，里面详细描述了公元950年左右的一位伊拉克宫廷医生为研究狮子胃的顺应性所做的努力。这位宫廷医生叫艾哈迈德·伊本·阿比·阿什·阿特（Ahmad ibn Aby al'Ash'ath），哈达德博士在开篇特别提到，'ash'ath 的意思是"乱糟糟"。这看起来不像是一位皇家医生的名字，但通过对他著作进行的简要梳理，我们可以看出一些端倪："当食物进入胃…… 它层层的膜被撑开；我是在加丹法王子面前解剖的一头活狮身上观察到这一点…… 我继续把水倒进狮子嘴里，一罐接着一罐倒进它喉咙里；我们一直数到肚子装了大约5加仑①才装满…… 然后我切开胃，让水流出来；胃收缩了，我能看到幽门。上帝能为我作证。"

熟悉农业相关知识的读者可能觉得狮子那5加仑容量的水箱实在算不了什么。一头牛的瘤胃 —— 它四个胃腔中最大的一个 ——有30加仑的垃圾桶那么大。反刍动物获取晚餐需要费的功夫不就只是低下头咀嚼吗？为什么它们还要长这么大的胃呢？反刍动物的食物就像地毯一样从蹄子下直铺到地平线尽头，挨饿似乎从来不该是它们担心的事，为什么它们还要吃那么多呢？答案就在于，反刍动物食物的营养价值相对较低，与垃圾桶相似的不只是牛瘤胃的大小，还有里面装的东西。我为了写这本书去的第一个地方是加州大

---

① 译注：约为19升。

学戴维斯分校（University of California at Davis），在那里，动物科学教授艾德·德彼得斯（Ed DePeters）和他的同事对有机物垃圾的副产品进行测试，看看它们是否能用做好的牛饲料。在一头瘘管牛的帮助下，德彼得斯已经测试了杏仁壳、石榴渣、柠檬浆、番茄籽和棉籽壳的消化率。他是现代的威廉·博蒙特，把装有食物的网袋放进瘤胃，然后每隔一段时间用绳子把袋子拉出来，看看还剩下什么。我去参观的那天，他们正在测试产自附近"世界西梅干之都"（the Prune Capital of the World）①尤巴城（Yuba City）的西梅核。

奶牛的瘤胃里有大量、种类繁多的细菌，使它们能从人类无法消化的食物中获得能量。梅子核有一个坚硬而又没什么营养的硬壳，但里面的胚却含有蛋白质和脂肪。瘤胃里的细菌可以分解掉外壳，释放出这些营养物质，虽然这个过程需要几天的时间。德彼得斯给我展示了实验用的网袋。"有时候我把期中考试卷放在那里。"他说。牛消化不了木浆。"然后我对学生们说，'牛也不能消化你们消化不了的东西。'"

"我们还用佩塔卢马（Petaluma）一家工厂用来做棉毛巾的棉

---

① 不好意思，我是说世界李子干之都（Dried Plum Capital of the World）。这一名称在 1988 年正式更改，目的是将这种水果从老年人大便软化剂的名声中解脱出来。尤巴市要怪就得怪华盛顿州的温哥华市。温哥华是最早的世界西梅干之都，也是一群热心公益的西梅干倡导者的故乡。早在 20 世纪 20 年代，他们就标榜干李子的通便功效，他们还赞助了一年一度的西梅干节和庆祝游行活动。不过一张 1919 年的照片显示，那时的西梅干节明显缺乏节日气氛，也缺乏西梅干。照片里，8 名身穿米色制服的男子站成一排横在一条雨水浸透的人行道上，第九个人穿着类似的制服，独自站在这排人的前面，大概是他们的头儿。不过在这种活动中，人们以为会看到一个装饰得花里胡哨华丽，被称为"大西梅干"的东西。或者是"大李子干"（尤巴城更乐意看到的称呼）。

布料做过实验。所有那些没做成毛巾的小棉绒都可以用来喂牛，牛可以分解消化它们，从中获取能量，只不过速度慢了些。"就像草一样，奶牛也需要吃大量棉茶巾才能获得足够营养素，因此瘤胃才会有如此大的体积。德彼得斯推测，瘤胃容量巨大还有另一个原因：反刍动物在开阔的平原上吃草很容易被捕食者发现。"所以它们会外出吃草，吃很多，然后躲到某地反刍和消化。"瘤胃就像是一种内置打包盒。

德彼得斯带我参观了一只瘘管牛。在一群大苍蝇护送下，我们艰难地穿过一排泥泞的畜栏。我那时穿着小跟鞋和裙子，这让穿着脏兮兮橡胶靴和旧T恤的德彼得斯乐了好一阵子。德彼得斯身材高大，体格健壮，皮肤晒成棕色。他的头发和刺眼的铝制大门一样银光闪闪，与他的瞳色——西丛鸦羽毛的深灰蓝色——很相衬。

德彼得斯的学生艾莉尔（Ariel）用水管在给编号为101.5的奶牛洗澡。艾莉尔和她身上一系列穿孔饰品，对在传统上以男性为主导的农业专业学生的刻板印象构成了可喜可贺的挑战。我们站在一旁观看，时不时挥赶着苍蝇。我很喜欢奶牛的样子：有艺术气质的皮毛，藏在皮肤下的臀部，下巴沉思般有节奏地反复横向运动。

瘘管[或者学生们喜欢说的"洞穴（holey）"]牛数十年来一直是农业学校的标配。我丈夫埃德记得他小时候就听他父亲说，罗格斯大学有一头"身侧有窗户"的奶牛。造瘘的操作过程很简单：比着咖啡罐底部在牛身上用粉笔画个圈，涂上局部麻醉剂，然后从皮上切下描出的圆圈，在瘤胃上的对应位置也切开一个开口，将两个洞缝在一起，最后再装一个塑料塞。它也就比我家附近毕兹咖啡店（Peet's）咖啡师的耳垂塞或艾莉尔的面部穿刺装饰稍微残忍那么一点点。德彼得斯说："动物保护组织的人来过这里，他们本以为会看到一大扇带有窗框的玻璃窗。"他递给我一只兽医用塑料防护套袖，这个套袖甚至可以盖住我的肩膀，然后他引我到有洞口的那一侧。如果一只瘘管牛在吃东西时咳嗽，胃里湿漉漉的消化植物有时会从洞里喷出来。

德彼得斯给我拍了几张我右臂伸进101.5体内时的照片。照片里，这头牛看起来无动于衷，而我的表情看起来就像见到了上帝一样。我的手臂已完全伸进去卡到腋窝处，但仍未探到瘤胃的底部。我能感受到强烈而有节奏的挤压和运动，更像是某种机械，而非某种生物。我感觉好像把胳膊伸进了一个底部有自动搅拌桨的发酵桶，虽然好像也差不多。

人类的祖先是杂食动物 —— 既是食腐动物又是食肉动物。他的牛排晚餐常常需要与数百万潜在的有害细菌共享。因此，与反刍动物不同，人类的胃更关心的是消毒杀菌功能，而非容纳能力。但即使是捡别的动物剩下的食物人类也可能是吃了上顿没下顿，也需要一定程度的储存能力。人类的胃顺应性如何呢？那要看你用它来做什么了。

第 10 章　**好撑：**

　　　　　把自己吃死的学问

1891年4月22日，斯德哥尔摩一名52岁的马车夫吞下了一整瓶处方鸦片药物。房东发现这位后来被称为"L先生"的马车夫后将其送到医院，医护人员赶忙用应对过量用药的措施进行处理：一个漏斗，一根管子，以及用来冲洗和稀释药物的温水。这项技术今天称为"洗胃"（pumping the stomach），但在那份病例报告里，它被称为胃部漂洗（gastric rinsing）。这个用词给洗胃过程营造了一种柔和雅致的假象，仿佛L先生的胃是一件需要稍微清洗干净的吊带背心。事实与柔和雅致毫不相干。病人瘫在椅子上，神志不清，医护人员不停地向他的胃里一遍遍快速灌水。每灌一次水，胃似乎还能盛更多，这本应该让他们察觉到L先生的胃在漏水。

　　如果把吃定义为一种机械行为，即把东西放进嘴里然后吞下去，你可以说L先生是吃这些药片把自己吃死了。一般来说，这是唯一能把自己吃死的办法。胃具有一系列保护性本能反应，因此仅仅因进食过量就把胃撑爆几乎是一件不可能的壮举。当胃的拉伸程度超过某一临界点时（比如节日大餐或一口闷的啤酒或瑞典医护人员的不懈努力），胃壁上的牵张感受器就会向大脑报警，大脑随后会发出一种"你已经吃饱了，该停了"的信号。同时还会出现"一过性食管下括约肌松弛"（transient lower esophageal sphincter relaxation，TLESR），俗称打嗝：胃顶部的括约肌短暂松弛，排出气体，降低胃中的压力，使其保持在安全范围内。

　　有时身体可能会采取更严厉的措施。弗吉尼亚联邦大学（Virginia Commonwealth University）胃肠病学家、医学教授、消化不良专家迈克·琼斯（Mike Jones）说："很多人都有可能吃得远超那个临界点，有时我自己也不能避免。原因可能是压力导致的过度进食，或者仅仅是因为‘不是我说，都怪那个该死的青柠派太好吃了’。"身体发出的警告信号会越来越明显：胃痛、恶心，以及终极杀手锏"别怪我没提醒过你小子"—— 胃食管反流。健康的胃在到达极限点前就会开始行动起来将自己排空。

除非胃出于某些原因没办法这么做。在L先生的病例里，鸦片就是那个原因。阿尔戈·基-阿伯格（Algot Key-Åberg）对L先生进行尸检后在一份德国医学杂志上发表的病例报告中写道："这名患者表现出强烈的呕吐欲，但他没能吐出来。"基-阿伯格是当地一所大学的医学教授，也是个非常一丝不苟的人。我雇了一位名叫英格伯格（Ingeborg）的翻译，让他把基-阿伯格的论文大声读给我听。文章中足足有两页半的内容都在描述L先生的胃和那十个平行破裂的伤口。读到某处，英格伯格抬起头来对我说："所以我猜没洗成功。"

L先生是基-阿伯格遇到的第一个因胃部过度充盈而导致它破裂的病例。他在文章中说这个病例"在所有医学文献里也仅此一例"。医学界需要知道此病例的原因，以避免之后在洗胃时重蹈覆辙。到底是水的体积还是水流的冲力起了决定性作用？基-阿伯格继续写道："为了了解得更透彻，我需要用尸体的胃进行实验。"英格伯格读到这里有点不自在。"我进行了大量实验。"那个春天，斯德哥尔摩共有30具无人认领的尸体，全被送到了基-阿伯格的实验室里，他把尸体在椅子上摆成"半坐姿"状态。听到这里我希望基-阿伯格能描述得再详细一些，他摆成这个姿势是要模仿L先生在治疗过程中的样子呢，还是这仅仅反映了很难将尸体摆成坐直用餐的姿势？

基-阿伯格发现，如果胃的紧急排气和排空系统失灵 —— 比如这个人处于麻醉昏迷状态，或者已经死亡 —— 那么这个器官通常会在体积撑到3~4升的时候破裂，大约是1加仑。如果液体倒得慢一点，冲力小一点，它可能会承受住6~7升的体积。

在非常、极其偶然的情况下，一个完全清醒的大活人的胃有时也会屈服。1929年，《外科年鉴》（Annals of Surgery）发表了一篇关于胃"自发性破裂"（即胃在没有外力影响或自身缺陷的情况下破裂）病例的综述。文章里提到14个人，他们在有胃部紧急疏通系统的情况下，"成功"地把自己吃死了。他们的胃里最危险的那个东西往往是最后吃进去的：碳酸氢钠（即小苏打，也是Alka-Seltzer消食泡腾片中的主要成分）。碳酸氢钠通过两种方式来缓解消化不良症状：中和胃酸，以及产生气体，气体会迫使TLESR发生。（更罕见的情况是，使胃部胀大的气体来自存在活跃发酵反应的食物或饮料。《年鉴》的那篇综述提到一名男子死于"富含酵母的新鲜啤酒"，还有两名男子死于德国泡菜。）

最近，迈阿密戴德郡（Miami-Dade County）的两位法医报告了这样一个病例：一位现年31岁，患有暴食症的心理学家被发现半裸着死在了厨房地板上，她的肚子被没嚼烂的热狗、西兰花、早餐麦片，总共2加仑多的食物撑得巨大。法医发现她的尸体倒在橱柜上，周围堆满了各种食品、破碎的饮料瓶、一个开罐器和一个空食品袋，还有那"致命一击"——一盒已经半空的小苏打（穷人们的Alka-Seltzer替代品）。在这个病例中，那个巨大鼓胀的胃并没有胀破，而是把横膈膜挤进了肺里，使她窒息死亡。这两名法医推测，可能由于她胃里的气体使一只没嚼烂的热狗抵住了胃顶部食道括约肌，而且一直抵在那里，使她没办法打嗝或者呕吐。

我建议你看看那些无数有关Alka-Seltzer火箭的网页，你就能见识到碳酸氢钠和酸之间的化学反应能产生多么大的压力了。或者，如果你不嫌弃的话，我这有个不那么有趣的例子，是 P. 莫德菲尔德（P. Murdfield）的作品：1926年，他在刚死亡的尸体的胃中倒入半加仑的稀盐酸，在加入少量碳酸氢钠后，胃就炸了。

比碳酸氢钠更安全的缓解消化不良的办法是喝一点碳酸饮料，或者吞几口空气。有些人会长期习惯性地吞咽空气［临床术语为吞气症（aerophagia）］，胃肠病学家称这类人为"嗳气者"（belchers）。迈克·琼斯说："你看很多嗳气者，他们用力吞着空气，就像一种神经性的痉挛。但是三分之二的病人似乎完全意识不到自己吞空气，你看着他们在你面前使劲咽着空气，然后说，'大夫，我老打嗝，我不知道怎么搞的。'"

除了会对社交产生副作用外，慢性打嗝还会使过量胃酸裹挟着胃里的气体溅到食道上，如果这种状况发生太多次，胃酸就会灼伤食道。现在你就有了另一个需要去看琼斯医生的理由：烧心（heartburn）。那么食道接触胃酸多久算是"太多"呢？据我们在前一章见过的宾夕法尼亚大学胃肠病学家大卫·梅茨的研究，正常情况下，食道每天接触胃酸的累计时间约为1小时，而超过1小时就算是接触过多了。（胃反流患者的食道泡在胃酸里的时间要比这长得多，在这种情况下，食道下端括约肌可能会发生渗漏。）

胃底折叠术（fundoplication）是一种治疗慢性胃反流的手术，它偶尔会引起打嗝障碍，这时候你就真的必须彻底远离小苏打。"我知道一个病例，15年前的事了，那人吃了一顿大餐，然后又吃了过量的 Alka-Seltzer 消食片。"随后琼斯在电话那头模仿了一声爆炸声①。"这就像蒙提·派森（Monty Python）的小品《超薄薄荷叶》（the Wafer-Thin Mint）里的情形，那家伙狼吞虎咽地吃了一大堆，最后他说，'我就再吃这一片薄薄的薄荷叶吧……②'"

如果一位女性的腹部胀到肚脐眼外翻，基本可以断定，她怀孕了。但1984年某天凌晨4点，一名被推入利物浦皇家医院（Royal Liverpool Hospital）急诊室的女子是个例外，她肚子里装的是一顿饭。取出的晚餐质量相当于三胞胎质量的总和：2磅③腰子、1磅肝脏、0.5磅牛排、2个鸡蛋、1磅奶酪、0.5磅蘑菇、2磅胡萝卜、1棵菜花、2大片切片面包、10个桃子、4个梨、2个苹果、4根香蕉、2磅李子、2磅葡萄、2杯牛奶，共计19磅食物。虽然最终她还是因胃破裂引起的败血症而死亡，但是我们不能忽视这个器官在此之前英雄般地支撑了数小时。还记得那个胃里有没嚼烂的热狗和西兰花的暴食症病例吗？那个人的胃甚至没破裂，她是死于窒息$\frac{1}{9}$。

因此，有些胃的承载量显然要大于1加仑④。

唯一接近那位利物浦人创造的磅重记录的人是小林尊（Takeru Kobayashi），他在一场大胃王比赛中吃掉了18磅牛脑。小

---

① 虽然有时确实会读到一些病例报告说病人听到了爆裂声，但这种情况更常被描述为一种感觉，就像"腿软的感觉"。一位72岁的妇女回想起有次她在吞下冷肉、茶和8杯水后"听到"了"突然爆炸"的声音，这其实更有可能是她的感觉，而非听觉。（或许那个"每天8杯水"的老生常谈后面应该加上下半句"但勿一口饮"。）

② 译注：在小品的结尾，这个人在吃完那一片薄荷叶之后身体膨胀成一个巨大的气球，最后身体爆开。

③ 译注：1磅约为0.45千克。

④ 译注：约为8.35磅。

林当时只有15分钟时间，要是不计时的话，说不定19磅这个记录也不在话下。因为大多数大胃王记录都不是用磅来计量的，所以很难说到底有多少记录与19磅相近。比如说，本·蒙森（Ben Monson）在一次比赛中吃了65个墨西哥卷饼，没人知道这些卷饼加起来到底有多重。我之前从未意识到卷饼（flautas）和胃肠胀气（flatus）这两个词这么像，不过我敢肯定本·蒙森注意到了。

典型的暴食症患者和职业大胃王们经常挑战身体极限。那么问题来了：吃到身体极限这种能力是后天习得，还是有些人（我可没说我老公夫埃德）的胃天生就有更强的顺应性？

2006年，医学界就此问题展开了相关研究。大卫·梅茨的研究对象是一位名叫蒂姆·雅努斯（Tim Janus）的大胃王参赛选手，他当时化名为"食者X"在比赛中获得第三名，与蒂姆做对照的是一位身高6英尺2英寸①、体重210磅的男子。梅茨要求他们在12分钟内吃尽可能多的热狗，他通过钡餐造影跟踪观察热狗在胃里的状况。梅茨有一个我从未想过的猜想：食量巨大的人比普通人有着更快的胃排空速度。换句话说，他们的胃可能是通过把食物迅速排入小肠而腾出了更多空间。但是结果却恰恰相反。2小时后，食者X的胃只排出四分之一食物，而对照组的胃大小与往常一样没太大差别，吃下的四分之三热狗已经被排走了。

对照组研究对象差不多在吃第7个热狗时对梅茨说，如果他再吃一口就要吐了。通过造影可以看到他的胃几乎没被撑大。相比之下，食者X两个两个往嘴里塞热狗，毫不费力就吃掉36个，他的

---

① 译注：约为1.9米。

胃变成了一个"塞满食物、胀得大大的袋子，上腹部大部分都被胃占据了"。他说他没感到胃痛或恶心，他甚至都不觉得饱。

但之前提出的那个问题仍没解决：这些大胃王的胃是天生就顺应性强呢，还是经年累月地拉伸逐渐改变了这个器官的特性（唇盘族的消化系统版本）？他们是从未感到过不舒服，还是只是习惯性地无视大脑信号？若将此原理应用到我们普通人身上，是否意味着我们吃得越多，就会越吃越多，越多越吃。

一次机缘巧合，我的一位朋友认识了埃里克·登马克（Erik Denmark），他就是全国排名第七的红胡子埃里克（Erik the Red），我朋友说可以帮我牵个线。（他们两人是在拍摄dLifeTV时认识的，这是一档关于糖尿病患者生活的电视节目。一位糖尿病人保持着吃油炸面包的记录是大胃王领域的又一谜题。）我问登马克，成功的大胃王是天生的还是后天的？答案似乎是两者都有。登马克回忆起小时候去麦当劳时的情形，那时的他就可以一人吃完家庭份的20块麦乐鸡块。梅茨与食者X交谈后的印象是先天胜于后天。他告诉我："这是一个构造问题，他们的胃在不工作时并不比我们的大多少，但它们容纳扩张的能力令人难以置信。他们的胃就这样膨胀、扩张、再膨胀。"

虽然登马克认同先天胜过后天的观点，正如登马克所说，"无论人们多么努力，也很少有人能吃下60个热狗"。但是他同时认为，先天有强顺应性的胃只是一个基础，一个起点，若想成为职业大胃王选手，则需要每日的练习和训练。登马克跟我说："我觉得这更多与人们有多大意愿强迫自己超越身体极限有关。"尽管红胡子埃里克有先天优势，他也并没有一战成名。他第一次比赛才吃下不到3磅，而获胜者也就吃了6磅。（登马克在讲述时提都没提那场比赛吃的是什么。吃什么似乎并不重要，因为一般三五分钟后就会出现味觉疲劳，超过这个临界点，任何食物都差不多恶心。）①

我问登马克，身体的安全机制为什么没发挥作用呢？比如胃食管反流机制。事实上，身体安全机制确实启动了。他说："这听起来会有些恶心，人们会把反流的东西咽下去然后继续吃。"大胃王竞食联盟裁判将胃反流定义为食物从口中吐出来的那一刻，而非流进食道的那一刻。"这就像一个你需要跨过的减速带，一种意志力减速带。"的确如此。

所有职业大胃王都遵循着一套训练方案，他们用到的最便宜且最不会增肥的训练材料：水。登马克可以一口气喝下大约2加仑的水，而在他职业生涯初期，他只能勉强灌下1加仑。作为参考（也作为警告），回想一下，1加仑是基－阿伯格实验中尸体的胃开始破裂时的体积。在某种程度上，这些训练也是一种心理上的训练，除了用物理方式撑大胃部，喝水训练还能使选手在心理上习惯那种怪异的饱腹感。

大卫·梅茨有个还未验证的理论：大量喝水或许可以作为治疗消化不良的手段。一些人尽管看起来很健康，但饭后却有胃疼的症状。2007年的一项研究显示，消化不良患者达到饱腹时的喝水量要显著小于身体健康、无消化不良症状的对照组的喝水量。基于职业大胃王的那些经验，这些患者可以通过训练使他们的胃

---

① 只有一个例外。虽然很多食物的大胃王记录都超过了 8 磅甚至 10 磅，但还没人能吃下 4 磅以上的水果蛋糕。

容纳更多食物吗？"我觉得这个项目很值得探究。"梅茨说。

逐步拉伸理论的另一个证据来自进食极端的另一端——饥饿。一位名叫马尔科斯基（Markowski）的军医在1947年《英国医学杂志》（*British Medical Journal*）上发表的一篇论文中写道，他收治的第二次世界大战战俘的胃被撑得很大，因为他们需要吃大量没营养的食物才能获得足够热量和营养来维持生命。他推测长期拉抻可能会使胃变得脆弱，这就能解释战俘的胃有时没吃太多也会发生破裂。但如果这个推测正确，那么大胃王的胃也应该破裂，但是它们没有。我自己的推断是战俘的胃萎缩了，所以更易破裂。我就此请教了梅茨，他不认同胃在断食或减少食量后会缩小这一观点。他说人们少食之后更易饱这种感觉，是因为激素和消化酶的反馈通路不如之前灵敏，使他们对食物的耐受力下降了。

让我惊讶的一点是：胃容量大的人肥胖的可能性并没有更大。发表在《肥胖外科》（*Obesity Surgery*）期刊上的一项研究称，病态肥胖患者的胃与非肥胖对照组的胃大小无显著性差异。决定体重的不是胃的容量，而是激素和新陈代谢水平，卡路里的消耗和燃烧。红胡子埃里克也强调他在赛场外并不会多吃，虽然他从不觉得饱。他指出，不论你停止进食需要多大意志力，吃饱后仍坚持不停地吃需要的意志力要比那大得多。

更令我惊讶的一点是：医学文献中没有一例是有关大胃王胃部破裂的报告。我们兜兜转转又回到了本章开头的L先生和我最初的观点：总的来说，杀死你的不是你吃了多少，而是你吃了什么。正如我们即将看到的，当你吃的是10打乳胶包裹的可卡因的时候，这句话尤其正确。

第 11 章　藏污纳垢：

　　　　　　消化道竟是同谋

如果条件不允许一个人把香烟和手机装在裤兜里，那么直肠提供了另一个可行的选择。这个办法有多可行呢？每年都有超过1000磅烟草和数百部手机通过直肠偷偷运进加州的监狱里，这些"走私货"让入狱的黑帮和毒贩能在里面一边吞云吐雾一边运筹于监狱之中。

　　吉恩·帕克斯（Gene Parks）中尉是阿韦纳尔州立监狱（Avenal State Prison）管理违禁品的军官，他指着一个透明塑料垃圾袋说："这是周五送进来的。"袋子装了三分之二，装的是看起来像红薯又不是红薯的东西。这些东西是用乳胶袋封装的黄金叶牌烟斗烟丝，一端被做成锥形以便于插入，不过不是为了插入烟斗。这个垃圾袋是个"空投（drop）"，即大体积违禁品，它当时被藏在监狱附近的养鸡场里，每天有200~300名阿韦纳尔监狱囚犯在这个养鸡场劳作。如果帕克斯他们没有先下手为强，囚犯们就会把锥形的烟丝"塞进屁股"带回监狱，有时一次塞两三个，偶尔也会塞六个，带回去之后男人们像下蛋一样把它们"下"出来，然后与它们共度监狱时光。

　　一股带有果香的烟草味透过塑料袋飘了出来，此时的违禁品调查服务部门闻起来就像烟草商店。一袋1磅重的黄金叶烟草零售价约为25美元，而在阿韦纳尔监狱的大院里，1盎司的黄金叶售价高达100美元，这使得本来25美元一袋的黄金叶烟丝在监狱里售价达到了1600美元。要是被逮住，惩罚也并不严重：只是暂时失去访客权。帕克斯说："我们大概已经处理了几十万件这种东西。"帕克斯中尉有一双大而闪亮的蓝眼睛，他的语调平和且沉着。这种结合让他显得既疲惫又惊愕。

　　帕克斯带我到了一间储藏室去参观12个方形小储物柜，每个储物柜里放着对应月份偷运进监狱的手机。

"所有这些手机。"我问道,"……"

"你是说圈进来的(Hooped)?"帕克斯拇指和食指围成一个圈,用以表示物品进入直肠穿过的那个圈,这是他们对直肠走私这种行为的代称。"不全是圈进来的,有些是。"

帕克斯走上前伸手去拿另一个大塑料袋。这里面都是充电器。其他袋子和盒子里分别装有电池、耳机、SIM卡。直肠在监狱里的别称是"监狱钱包",不过我觉得叫"Radio Shack"①也合理。来储藏室之前,一位监区负责人跟我讲有个偷运违禁品的犯人被逮时,人们在他的直肠里发现了两盒订书钉、一个卷笔刀、一些卷笔刀刀片和三个活页夹大夹环,他后来因此被称为"OD",即Office Depot②。不过人们一直不知道他打算用那些东西做什么。

阿韦纳尔监狱的"圈运者们"(hoopers)对直肠的用法其实就是直肠进化的基本目的:储存。胃肠道下段是一个储存腔,用来存储肠道无法吸收的食物残渣。消化物中的水分在消化道里行进的过程中逐渐被吸收,如果一切顺利的话,粪便会在水分适当时离开身体,即大约在布里斯托大便分类法(Bristol Stool Scale)③二级

---

① 译注:Radio Shack是美国一家电子产品零售商,销售的产品种类包括无线通信、电子部件、电池和配件,以及其他数码技术产品和服务。
② 译注:一家美国办公用品公司。
③ 它有四种语言版本,各个版本稍有不同。例如,葡萄牙版将第2类和第3类的香肠(指linguiça,一种较肥的德国风味产品)与第4类的香肠(等级表将其比作salsicha,一种更传统的维也纳香肠)进行了区分。毕竟,布里斯托尔等级表是医生与病人间的交流工具。更具体的措辞是为了"让全巴西人民更好地理解它"。

（香肠状，但表面凹凸）和五级（断边光滑的柔软块状）之间。大便含有适量水分的好处就是人们每天只需要上1~2次厕所。

要是你不介意的话，让我们近距离看看排便过程。在不知不觉中，你的大肠每天都会有6~8次被称为集团蠕动（mass movement）的蠕动性肌肉收缩，将结肠里的内容物向前挤压。进食会通过一种叫作胃结肠反射的神经反射引发这种肠道运动，而且吃得越多，这种推动力就越猛烈。直肠外已停留较长时间的残渣会通过这个过程进入直肠，新的进来，旧的出去。"这是一种防御性反射。"北卡罗来纳大学胃肠功能和运动障碍中心（Center for Functional Gastrointestinal and Motility Disorders）主任威廉·怀特黑德（William Whitehead）[1]解释道。它可以防止结肠因过载而破裂。

当直肠里的内容物对直肠壁的压力达到一定程度时（压力通过直肠壁上的牵张感受器感知），就会触发排便反射。（你也可以通过使劲儿努提前触发这个反射，向下使劲儿能增大直肠壁受到的压力，从而触发反射。）排便反射会引起直肠壁肌肉收缩，即产

---

[1] 我告诉怀特黑德（Whitehead），在一个更完美的世界里，他会成为一名皮肤科医生（译注："whitehead"也有粟粒疹之意，俗称痱子）。他回复我说，他母亲的心脏病医生是大卫·希斯（David Cease），即 D. Cease（译注：D. Cease 发与 decease，死亡同音）。不过我还是觉得我的结肠镜医生特迪曼博士（Dr. Terdiman）（译注："Terd"意为排泄物，粪便）和《胃肠道气体》杂志的作者 J. 法迪（J. Fardy）（译注："Fart"意为放屁，屁）赢了。还有，国际直肠科学院的总部设在纽约的法拉盛（译注："Flushing"也有冲厕所之意）。（该学院的徽标是传统医学蛇杖标志与一条浮在其上的直肠的结合体，不过徽标在很久之前就停用了。）1962 年该协会杂志刊登的一则广告以 15 美元的价格出售包含这个值得纪念的徽标的金制饰品。如果你在旅行途中偶然发现了这样一件东西，我愿付数倍于 15 美元的价格把它买下来。

生挤压力，而同时引起肛门括约肌放松。清醒的大脑会把排便标记成一种紧急事项，紧急程度介于"你好，在吗？"和"快去！别磨叽！"之间。直肠装载的内容物越多，或内容物含水量越大，这种紧迫感就越强烈，就越难憋回去，即使开了一个很小的口，水也会漏出去。正如一位肠道专家所说，"即使是大力神赫拉克勒斯的括约肌也关不住水"。现实中存在的这种极端情况是生理盐水灌肠剂，想把它憋回去（如果有这种可能性的话）可是不容易。

不过你确实可以试一试。排便反射能够被人为控制，学会运用这种控制是我们小时候如厕训练的精髓所在。收紧肛门括约肌会中止排便反射，使紧迫感逐渐消退。在大多数情况下，中止排便的时间能够长到足以开出高速公路或唱完咏叹调后，再去上厕所。（患有压倒性"餐后紧迫感"的患者难以抑制住汹涌的便意，胃肠病学家建议他们少吃多餐，这样集团蠕动就不会引发过于强烈的向前推动力。）

艾哈迈德·沙菲克（Ahmed Shafik），已故的一位伟大的下身反射记录者，他在开罗大学（Cairo University）的实验室里生动地演示了排便反射。志愿者身上佩戴了测量直肠和肛门挤压力的装置，一个装有生理盐水的气球扮演了大便的角色。将约一杯水灌入气球后，直肠就会拉伸至能够触发排便反射的那个点。研究人员可以在测压仪器上看到直肠施加的压力（即挤压力）急剧增加，同时肛门部位的压力急剧下降。"他们感受到排便的冲动，气球随后被排出体外。"嗒哒！当研究人员示意受试者憋回去时，他们的直肠会放松，紧迫感消失，排便任务中止。

除了偶尔会被灌肠、肠道细菌和埃及直肠医生干扰，成年人很少听任肠道摆布。当便意来袭时，我们不会屈服，我们不能弄脏灯笼裤，不能当场脱裤子就地解决。人啊，尊敬你们的人体设备吧！直肠和肛门协同工作，是人类文明行为的力量。

不过，人类偶尔还是会有不文明行为。帕克斯中尉和他同事调出一段探视室监控录像的精彩片段。在显示屏上，我们看到一个男囚犯把他妻子刚刚塞给他的一包杏那么大的非法物品藏在手心，然后把手背到身后，把东西塞进了屁股里。而这一切都发生在他和儿子玩桌游的时候。

显示屏四四方方，阿韦纳尔监狱的计算机硬件似乎自世纪之交以来就没有升过级。监狱预算紧张，当我问帕克斯监狱为什么不用身体孔口安全扫描仪时（Body Orifice Security Scanner）（一种高科技成像椅，能让狱警们摆脱单调烦人反复的弯腰再起身动作），他笑出了声。他们甚至都没钱订购名片。这座监狱最初的建造目标是容纳2 500名犯人，而现在已经收容了5 700人。监狱里的所有设施，甚至包括访客服务站的粉色塑料苍蝇拍，都是要么坏了，要么旧了，要么不仅旧了而且还坏了。而与此同时，监狱的另一头，囚犯们用偷运进来的智能手机在看着电影。

近些年的智能手机金属含量较高，可以被阿韦纳尔监狱的金属探测器探测出来，因此在阿韦纳尔，偷运的手机主要是由一名做过髋关节置换手术的因犯"圈"进监狱的，他的髋关节能让他逃过金属探测器的法眼。帕克斯说："如果我们没有法院的命令，或者没有经医生认定的医疗需要，就不能给他拍X光片。"这名因犯一次"圈"两到三部手机，而监狱里智能手机的价格为1 500美元。"那个家伙赚了一大笔钱。"他挣的很有可能比吉恩·帕克斯中尉还多。

三部智能手机（或烟丝）的体积远远大于艾哈迈德·沙菲克气球实验中一杯水的量，基于我对人类直肠生理学的了解，我认为要把它们全部藏在里面一定是一项十分艰巨的任务。

"你可以亲自问问他们。"于是帕克斯给我安排了一次采访。

除了一个篮板[出于对读者的关爱，我还是不写篮筐（hoop）[①]了]和摆在逐渐远去的阴影里的几把椅子之外，监狱的4号院空无一物。有人用石头在大门旁边焦干的碎石地上摆出"4号院"，这让我想起了因努伊特石堆（inuksuks），那种北极旅行者用石板堆砌出的路标。监狱里的情况和北极一样，你只能用手头仅有的一点东西与外界沟通。

陪同我去采访的是阿韦纳尔公共信息办公室的艾德·博拉（Ed Borla），他打电话叫警卫打开了大门。我们穿过监狱院子时，几名囚犯朝这瞥了一眼，但大多数人都对我们视而不见。我想，我是真的老了。

像阿韦纳尔监狱里的其他院子一样，这边也有一排建筑，每个区域都有一个红色手绘印刷体指示牌："健身房""图书馆""洗衣房""咨询室""教堂"。这排建筑看起来就像一个小型自产自销式商业区。博拉去找那名囚犯的时候，我坐在其中一间办公室里等他。我问那里的工作人员是否知道即将与我见面的那个犯人是犯了什么事儿，他在键盘上敲下一串数字，然后把显示屏转向我。光标在"谋杀"（MURDER）这个词下面平静地闪烁着，一字不差，用的大写字母。

我还没从这条有趣的信息中回过神来，犯人就已经到外面的走廊上了。我答应不透露他的真实姓名，所以接下来我将称他为

---

① 译注：篮筐和"圈"英文都为hoop。

罗德里格斯（Rodriguez）。博拉指着大厅对面一间空着的办公室说："你们可以在那里聊。"

罗德里格斯从头开始讲起，20多年前他在圣昆廷（San Quentin）监狱跟着一伙人混，帮派的一个头目给他派了个活儿："他跟我说，'听着，我们要捅个人，在 ——'"

我没听清他最后说的几个字，问道："…… 在胳膊（arm）上？"

帮派大哥下令弄伤别人胳膊这个想法让罗德里格斯忍不住想笑。"在院子(yard)里。"

罗德里格斯的性格与他的犯罪记录并不相符。相反，他亲切友好，认真投入，说话时会看着你的眼睛，时常面带微笑，还有一口漂亮的牙齿。在长途飞行中你会很乐意跟他坐一起。若不是因为他裤子上斗大的"囚犯"二字无意间暴露了他，你永远不会把他和囚犯联系到一块。

罗德里格斯得到的命令是把一个12英寸长、2英寸厚的包裹从干活的地方偷偷带进监狱，包裹里装的是四个金属刀片。他们告诉罗德里格斯，要是他不答应，其中一个刀片就会用在他身上。那是一段痛苦的经历，但他挺过来了。自那以后，他主要"圈运"烟草。"如果你要去那个洞。"（他指的是另一个洞：单独监禁）"你会把烟草、打火机、火柴 …… 都打包带走。"[1] 罗德里格斯在空中

---

[1] 早在 2007 年，我为写另一本书做调查时偶然发现一篇期刊文章，里面提到一长串这些年急救人员从直肠里取出的异物列表。大多数异物形状都在理解范围内，比如瓶子、萨拉米斯香肠、车前草等。而有一个物品"集合"因其独特荒谬的形状脱颖而出：里面有眼镜、杂志和烟草袋。现在我终于明白了！那人是在为单独监禁收拾行李。

勾画着抽烟套装的轮廓，我觉得它比沙菲克的气球要大得多。我向他介绍了直肠牵张感受器和排便反射，然后问道："你是不是总得费很大力气才能憋住它？"我意识到我一定显得异乎常人。

"嗯……是的，但是……"罗德里格斯望着天花板，似乎是在寻找合适的措辞，抑或是在祈求上帝帮忙。"它找到了自己的位置。"用生理学术语讲，就是排便反射被中止了。在排便反射经过数次抑制之后，身体会接收到这个信息，暂时消停下来。

肠道动力学专家会告诉你，习惯性中止排便反射会引起身体的一些问题，但大多数有这种习惯的人并不是偷运犯，而是胃肠病学家麦克·琼斯所说的"另一件事人群"。"他们想上厕所，但是他们必须先做另一件事。"还有一些人有"厕所恐惧症"，他们不愿意用公共厕所，因为担心有人可能会听到或闻到他们，或者因为对厕所里的细菌感到焦虑。对便意的不断抑制使这些人在不经意间把自己训练成去做与自然意愿相悖的事：他们对"便意"的第一反应（即使在自己家里）就是憋回去。这种现象的医学术语是矛盾性括约肌收缩（Paradoxical sphincter contraction），你推门的同时又在关门，这也是慢性便秘的常见原因①，而且世界上所有纤维加起来都治不好这种便秘。

"你很容易就能分辨出这类病人。"琼斯说。"你把手指伸进他

---

① 生物反馈可以缓解慢性便秘。肛门括约肌可以接上电极与电脑相连，括约肌的收紧或放松会在电脑屏幕上显示为一个圆圈的缩小或放大，医生会要求病人在使劲儿的同时使圆圈维持一定宽度。这个程序的设计者也为孩子们设计了一款程序，叫"丢鸡蛋游戏"，在这个游戏里，收紧和放松括约肌可以使篮子前后移动以抓住正在掉落的鸡蛋。美国鸡蛋委员会网站上也有一款丢鸡蛋游戏，不过这个版本不需要肛门（或泄殖腔），用鼠标即可。

们的直肠，然后说，'好，来使劲推一下，'然后你就能感觉到手指反而被夹紧了。"

德国一组专门研究便秘的研究人员指出，"肛肠检查引起的不适状态"（比如，一个陌生人的手指戳进去）会刺激肛门括约肌收缩，因此，矛盾性括约肌收缩可能只是诊断检查引起的一种现象①。不过他们也承认，对一些病人来说，矛盾性括约肌收缩确实是一些病人的痛苦根源。

阿韦纳尔监狱的医务人员也发现便秘是监狱里的一种常见疾病。

消化道确实是一个通融的共犯，但它也有底线。直肠被塞得越满，憋得越久，便意就会越快杀回来。它就像闹钟，你越是忽略它，它就越是飞扬跋扈。24小时大概是一个普通圈运者的极限时间。24小时之后，罗德里格斯说："你的大脑一直在催你上厕所。"我的脑中浮现出罗德里格斯的大脑拼命但又不失礼貌地拍着他肩膀的画面。

相比于"圈运"违禁品，"吞运"可以为走私者争取更多时间，这也是为什么拉美毒骡②更喜欢吞下货物这种运输方式。1985—

---

① 尤其当检查包括排粪造影时，具体操作就和它的字面意思差不多。病人像是X线电影里的明星，观看电影的观众有技术人员、实习医生和放射科医生。肠胃病学家麦克·琼斯说："医学造影变得越来越像色情作品。"更糟糕的是，病人需要排出的是用橡皮泥（或者在条件更差的时候，用的是燕麦卷）掺钡制成的"合成大便"，还是从与平时相反的方向进入直肠。琼斯指出，对于便秘的病人来说，这真的是一种折磨。"他们心里肯定在想，'哥们儿，要是我能做到，我现在就不会在这里了。'"

② 译注：偷运毒品的人。

2002年，在法兰克福和巴黎机场抓获的4 972名消化道走私犯中，只有312人把货物装在了直肠里，其他人都把货物吞了下去。即使是在波哥大飞往洛杉矶的10小时航班上，吞下的货物一般也不会在飞机着陆前到达直肠。毒贩要求毒骡在飞行途中不能进食，这样就可以避免引起结肠出现集团蠕动。（他们也可以服用止泻药来抑制肠道蠕动收缩。）因此，即使海关对"吞运"嫌疑人进行肠腔搜查，也很可能查不到任何证据。

吞运者给海关人员带来了一个法律难题，因为根据法律的要求，边境拘留时间不得过长。对于走私嫌疑犯，侦查人员对其扣留的时间不得超过搜查行李（包括托运行李、随身携带的行李和身体里的行李）和确认或排除其嫌疑所花费的时间。在一起案件中，上不了台面的排便反射成为最高法院的审议事项：波哥大居民罗莎・蒙托亚・德・埃尔南德斯（Rosa Montoya de Hernandez）在洛杉矶国际机场被海关人员扣留了16小时。脱衣搜身检查发现她腹部僵硬：蒙托亚・德・埃尔南德斯的胃肠道里塞了88袋可卡因，而且她还穿了两条垫着厚纸巾的塑料内裤。她那时有两个选择：要么同意拍张X线片，要么得在房间里与一个套有垃圾袋的垃圾桶和一名负责"淘金"（按照阿韦纳尔的说法）的女海关人员一起待着[1]。

---

[1] 法兰克福机场的海关人员就轻松多了。嫌疑人会被带到一间玻璃厕所，里面有经过特别设计的马桶，有可以直接观察的独立水箱，还有自动冲洗功能，有点像德国马桶的观察架增强版。注：人们普遍认为"奖杯架"反映了德国人对粪便的独特兴趣，但是波兰、荷兰、奥地利和捷克的老厕所也有这种设计，那种说法也就不可信了。我更倾向于这些都是爱吃香肠的国家，食用战前猪肉产品会引起肠道蠕虫定期爆发。

蒙托亚·德·埃尔南德斯拒绝拍X光片。她蜷坐在椅子上，身体倚向一侧，（引用上诉法院文件里的话）"英勇抵抗着自然召唤①"。

不幸的是，对毒骡来说，自然召唤的力度会被焦虑放大。焦虑会导致直肠壁肌肉轻微收缩，使直肠体积减小，这意味着肠道的牵张感受器会在含有少量内容物时就被激活，随之而来的就是汹涌的便意。罗德里格斯证实道："你必须得放松，如果紧张的话，你的身体就会紧绷起来。"（即便是轻微焦虑也会产生这种效果。胃运动研究者威廉·怀特黑德借助直肠气球和悔不当初的志愿者做研究发现，焦虑的人的直肠平均容积更小。）在极度焦虑下——比如，发表演讲或者走私海洛因——这种影响可能是巨大的，"消化道走私者"最不需要的就是这种作用。迈克·琼斯讲了个故事：一个毒骡的括约肌在飞往芝加哥奥黑尔机场的航班上"投降"了——他到厕所取出包裹，取出之后没把包裹洗干净再吞下去，而是塞进了袜子里。结果可想而知，他的人生也因此而改变。

蒙托亚·德·埃尔南德斯的律师试图辩称，塑料内裤和近期多达八次在迈阿密和洛杉矶频繁出入境的记录②并不能证明她就是走私犯，还称超长的拘留时间已违反第四修正案赋予她的权利，不过这种辩护未能成功。然而，美国第九巡回上诉法院撤销了有罪判决，这个案子直到蒙托亚·德·埃尔南德斯和她那顽强的

---

① 译注：英文为"call of nature"，即内急。
② 对海关人员来说，其他警示信号包括胃酸溶解乳胶产生的特殊呼气味道，和那些不吃东西的乘客。多年来，哥伦比亚国家航空公司的机组人员会记录下拒绝就餐的国际乘客，并在飞机着陆时向海关人员报告他们的姓名。

肛门走进最高法院的大门才消停下来。[1]威廉·布伦南（William Brennan）和瑟古德·马歇尔（Thurgood Marshall）大法官对撤销有罪判决持反对意见，最高法院于是又撤销了上诉法院的判决。最高法院的结论是，蒙托亚·德·埃尔南德斯拒绝接受X线检查，抵抗"自然的召唤"，她自己要对长时间拘留和拘留时的不适负责。"自然的召唤"在这个案件卷宗中出现了太多次，以至于我发现自己在阅读它时用的是大卫·爱登堡（David Attenborough）[2]的口音。

"美国诉蒙托亚·德·埃尔南德斯"案为1990年德莱尼·阿比·奥多芬（Delaney Abi Odofin）一案的判决开创了先例，奥多芬在被拘留24天之后才排出第一个装满毒品的气球。Justia.com网站总结道："因为被拘留者的肠道毅力导致的超长时间边境拘留不与第四修正案相冲突。"

可是肠道怎么可能会有这样的毅力呢？为什么奥多芬的集团收缩（mass contraction）没有把握当下呢？为什么他的结肠没有爆

---

① 当时司法系统别无选择，只能直接介入其中。在"爱荷华州诉史蒂芬·兰迪斯"案中，一名囚犯因朝狱警挤装满粪便的牙膏管而获罪，此举违反了爱荷华州法典第708.3B条："囚犯袭击——用体液或分泌物。"兰迪斯提出上诉，声称没有专家的证词，也没有对被弄脏的衬衫进行科学分析，法庭无法证明那种物质就是粪便。该州的案件是根据目击证人（或者在此案中，"鼻击证人"：其他狱警）的证词来定案的。当被问及如何知道那是粪便时，一名警官告诉陪审团，"那是一种带有强烈粪便气味的棕色物质"。上诉法院法官认为这句证词足以表明那就是粪便。在此我要感谢柯琳·韦兰德（Colleen Weiland）法官，她使我注意到这个案件，还帮我向审判长玛丽·安·布朗法官（Mary Ann Brown）问了一个实际操作问题。布朗说："他好像是液化了那种物质，然后滴进或吸进了牙膏管里。"

② 译注：被誉为"世界自然纪录片之父"，世界最知名的电视节目主持人之一、杰出的自然博物学家、自然纪录片制作的先驱，是BBC自然纪录片主持人。

裂呢？怀特黑德解释说，身体还有另外一种防破裂的保护机制。如果直肠长时间保持扩张状态，将最终引起生产线放缓，甚至停工，如果需要的话，内容物还会一直逆流而上至胃部。结肠和小肠的收缩会减弱，胃排空会放缓。1990年的一项研究证实了这一机制。在这项研究中，慕尼黑大学出钱请了12名学生志愿者，让他们尽可能地长时间克制自己的便意，目的是了解：第一，抑制这种冲动是否可能以及会持续多长时间；第二，人们这样做的时候会发生什么。志愿者的表现使研究人员大为震撼："志愿者将排便欲望抑制到了惊人的程度。"我因为刚看完奥多芬的案例，所以并不觉得有那么惊人，12名志愿者中只有3人坚持到了第4天。

慕尼黑大学研究人员报告的另一项结果，稍微会让人觉得"这不是废话吗"：物料被憋的时间越久，就会变得越硬，越像小球，即更像硬粪块。因为它只要待在肠道里，水分就会持续被吸收，排泄物就变得更硬、更干、更难排出。憋屎会导致便秘。作者在总结时对便秘患者给予忠告："要听从粪便的召唤。"或者，用《内部卫生》(*Inner Hygiene*) [介绍詹姆斯·沃顿 (James Whorton) 杰出且具有学术性①便秘史的书] 中引用的一位英国医生的话来说，"除了发生火灾或其他危及生命的事情之外，别让任何事阻止你听从

---

① 是真的，本书虽然由牛津大学出版社出版，但是它很有趣。有多有趣呢？在我之前从加州大学伯克利分校图书馆借走这本书的那个人在新年前夕还在读这本书。我知道这一点是因为她忘了抽走她的书签——一张 2010 年 12 月 30 日在加州皮诺市 In-N-Out 汉堡店的收据，而且我在阅读时常常会发现一些亮晶晶的东西。她是不是带着这本书去了一个派对，人们在周围狂欢时她却躲到一边，读着直肠扩张器和倾斜马桶？或者凌晨 2 点她把书拿到床上读时，头发上亮晶晶的东西掉在了书里？如果你认识这个女孩，请告诉她我喜欢她的风格。

小腹（alvine）^①的自然召唤"。

消化道走私者最不担心的问题就是便秘。当货物堵塞在肠道时，约有6%的毒骡会出现肠梗阻^②症状，而且有可能发生中毒的情况。在早期消化道走私活动中，毒骡用单个避孕套或橡胶手套的手指部分来装毒品，这种厚度的包装有时在胃酸里泡几小时就会溶解掉。即使包装没破，有时候毒品也可能会透过乳胶渗透出去。1975 — 1981年报告的可卡因吞运案中，有超过一半的嫌疑人都死于中毒。（海洛因有解毒剂，但可卡因没有。）雪上加霜的是：要是不小心死在这份工作上，还得面临着同伙掏空自己的尸体去取毒品的厄运^③，这样的事就发生在佛罗里达州迈阿密戴德县10名死亡的毒骡中的两人身上，他们的案例刊登在《美国法医和病理学》（*American Journal of Forensic Medicine and Pathology*）杂志名为"致命的海洛因身体包装"这篇文章中。

在阿韦纳尔监狱，毒品通常是被"圈"进去的而不是被吞运进去的。帕克斯他们经常会截获非法毒品和各种各样不断进化的处方药。（比如安非他酮、阿普唑仑、阿得拉、维柯丁，用鼻子吸它们会产生说明书没标注的享乐效果。最近扔进围栏内的空投里出

---

①Alvine 意为"属于或者与肚子或肠道部位有关的"。我得知格雷戈里·阿尔文（Gregory Alvine）医生是一位整形外科医生后失望极了。阿尔文足部和脚踝中心（Alvine Foot & Ankle Center）的工作人员对此也没做任何评论。

② 你可能会觉得这个比例应该更高，但事实上 80%~90% 的不可消化物只要经过了食管，就能顺利通过消化道剩下的旅程。如果吞下假牙的人都能把假牙排出来，毒骡还有什么可担心的呢？

③ 这还不是毒贩对尸体最恶劣的侮辱。毒品走私者偶尔会招募被遣返回国的尸体为他们进行沉默服务，他们把毒品塞满死者的整个胃肠道——"海洛因香肠"。

现了落健①，不过似乎就是为了它本来的用途。）罗德里格斯有过选择吞运的狱友，有两人因此而中毒身亡。"其中一个大概还剩6个月服刑期。我对他说，'兄弟，别这么做，你马上就要回家了。'"

我问罗德里格斯还有多久能回家。愚蠢的问题。罗德里格斯一辈子都得待在里面。我以为他杀人是和黑帮有关，没想到却是因为一个女孩。"她甚至都不是我的女孩。"罗德里格斯摩挲着大腿，目光短暂地游离了一下，感受着那种过去已久但仍很强烈的情感。"我已经不是刚进来时的那个孩子了。"那是27年前的事情。"我开始长白头发了，天啊。我开始秃顶了。"他低下头，我不清楚他是为了给我看秃的地方，还是为了表示他的羞愧。

我一时语塞。我喜欢罗德里格斯，但我不喜欢谋杀。"老兄，"我终于知道说什么了，"落健是你要的吗？"

尽管有中毒的风险，但许多毒骡仍宁愿选择吞运这种方式，这是因为"在许多最初出现毒骡的地区，直肠是一种禁忌。在加勒比海和拉丁美洲，任何使用直肠腔的行为都会不自觉地与同性恋联系在一起。而在那里的很多地方，有关同性恋的行为仍会招致致命的殴打"。这句话来自马克·约翰逊（Mark Johnson）的一封电子邮件，约翰逊是一家不明就里的名为TRMG［或者叫作风险管理集团（The Risk Management Group）］的英国公司的创始人兼首席执行官。

在伊斯兰恐怖分子中，直肠禁忌的影响同样深远。约翰逊的同事贾斯汀·克伦普（Justin Crump）是伦敦的Sibylline公司的首席

---

① 译注：一种生发药物。

执行官，他给我讲了一个有关自杀式炸弹袭击者的故事：2009年8月，这名袭击者试图在沙特副内政部长穆罕默德·本·纳耶夫（Muhammad bin Nayef）位于吉达（Jidda）的家中将其杀害。由于袭击者的下半身所剩无几，爆炸物的放置位置成了恐怖分子和反恐专家们热烈讨论推测的话题。"所有圣战主义网站都说装置是吞下的，爆炸物是在他的胃里。"克伦普认为炸弹是用胶带固定在了袭击者的阴囊后面。

克伦普在网上发帖称："有趣的是，人们非常不愿意说炸弹可能塞在了他的屁股里。"他回忆起曾与他的线人一起查看爆炸后的照片，他的线人是一名前基地组织（Al Qaeda）的武装分子，"他说，'哦，是啊，看看他胳膊掉下来的状态，肯定是吞下去的，肯定是吞下去的。'他真的很想阻止脑中产生任何关于……"说到这里，克伦普自己似乎也被这个禁忌绊了一跤。"…… 很想阻止自己脑中产生另一种可能性。"

从未有记录表明恐怖分子的自杀式炸弹藏在消化道内。克伦普说，相比把炸药穿在背心里，吞下或"圈"进炸药会使爆炸的破坏力降低至五到十分之一，这是因为人体本身会吸收大部分的爆炸能量。本·纳耶夫距离一枚手榴弹大小的炸弹不过几英尺远，但由于袭击者当时蹲在上面，所以袭击的目标当时并没有受重伤。

用人体偷运炸弹的唯一原因是使其顺利通过存在于大多数机场的严格的安检系统。克伦普觉得用不着那么麻烦：用体积小到可以藏在消化道里的炸药来炸毁一架飞机几乎是不可能的。一个鸡尾酒香肠大小的包裹差不多是人不至太过痛苦就能吞下的极限。自杀式袭击者可以用一根细长的管子把炸药塞进胃里，但他仍需吞下定时装置，并得想办法防止消化液损坏装置。

克伦普说藏在直肠里的炸弹也不会炸毁飞机。"你最多只能把座位炸烂。"我给他看了福克斯新闻的一篇报道，其中引用了一名未透露姓名的炸药专家的话，一枚只含有5盎司季戊四醇四硝酸酯（PETN）的人体炸弹就能在飞机外壳上炸出一个相当大的洞，从而导致飞机坠毁。"完全是胡说八道，"克伦普说。电视节目《流言终结者》（*MythBusters*）的粉丝们知道，即使把飞机上的一扇窗户炸开，也不会造成急遽减压。机舱里的压力是会下降，但只要氧气面罩落下，人们就有可能活下来。"还记得西南航空的737吗？"克伦普问。"机舱顶部的嵌板被撕掉了一半，但飞机里的人安然无恙。只要有飞行员在操控，有机翼和机尾，飞机就仍然可以飞。"

大多数自杀式炸弹袭击者并不是通过炸药本身来达到目的，能杀死人的是炸弹碎片。通常市场上售卖的自杀式炸弹内部塞满了钉子和滚珠轴承——而这些东西无法通过机场的金属探测器。要制造一枚能炸毁一架飞机的炸弹，你需要一种比TNT或C-4炸药更有爆炸性的物质。一般来说，物质的爆炸性越强，它就越不稳定。当你的胃里充满TATP[①]时，你若是被绊倒或者仅仅是咳嗽一下都有可能提前引爆炸弹。

《野兽日报》（*The Daily Beast*）援引一位不愿透露姓名的美国政府消息人士的话说，在奥萨马·本·拉登（Osama bin Laden）位于巴基斯坦的住所中发现的材料里据说包括一项将炸弹通过手术植入恐怖分子体内（"腰部"）的计划。（在乳房部位植入炸弹也

---

① 译注：三聚过氧丙酮，一种烈性炸药。

被列为一种供讨论的可能性。)克伦普听过一些较为可信的传言说基地组织的医生尝试将爆炸物植入动物体内。"但是这样，"克伦普说，"又会产生很多问题。比如如何引爆它，如何防止身体吸收大部分冲击波。"还有如何保护炸药和雷管不受潮。

克伦普的话让人安心，但这种安心并没持续太久。"说真的，为什么要费这么大劲儿呢？"克伦普说。"据我之前的观察，在大多数国际机场我一般总能找到避免接受全身扫描的办法。"

考虑到拉美裔和非裔美国人在加州监狱里占多数，而且总的来说这两个群体对同性恋都不太友好，我有些惊讶监狱里偏好直肠走私。我猜这是因为监狱是个对直肠非正当用途的污名情有可原的特殊地方。

罗德里格斯对阿韦纳尔监狱里的这些情况可谓直言不讳。他说，黑帮头目非但没有挑衅同性恋囚犯，反而会愿意雇佣他们。"我们称他们为'金库'（vaults）。如果他们比较可靠，兄弟们会主动去找他们——'嘿，看看这个，你想赚点钱吗？'"

非同性恋者必须勤加练习才能跟上节奏。罗德里格斯回忆起他的"处男"任务（运的是刀片），那真是痛得要命。 他说黑帮的喽啰们都是被训练出来的。我脑海里想象着肌肉发达、满身文身的男人塞着肥皂或盐瓶在牢房里逛来逛去的样子。帕克斯中尉给我看了一张8×10大小的照片，上面有一个据他说是用来练习的物体，正是这个物体让那名生手去了医务室。照片上的物体是一个用胶带包裹着的塞了除臭棒的卷纸筒。"如你所见，"帕克斯中尉用他惯有的面无表情的方式说道，"这个东西相当大。"（罗德里格斯说，那次是因为那人打赌打输了。）

"为了防止肛门撕裂，肛门扩张可能需要用几周或几个月的时间循序渐进。"这句引文摘自一份期刊，不过不是惩教业刊物，甚至不是急诊医学或直肠病学的杂志。这句话摘自《同性恋杂志》。惩教业杂志或者直肠病学杂志接下来肯定不会写这些句子："罗文（Rowan）和吉列（Gillette）（1978）描述了一个男人用自行车打气筒给直肠打气来获得性快感的案例。"（我没有继续查这句话的文献出处，因此我不知道这个人最后命运如何以及他是否超出了人体的直肠压力耐受值。）

空气和水（以灌肠方式）是最安全的娱乐性直肠扩张用料，因为它们很容易排出。（硬化成固体的液体除外。详见"用混凝土混合物灌肠后的直肠嵌塞"。）胃肠病学家麦克·琼斯说，固体物质会倾向于"躲着你"。"你疼痛并兴奋着，物体上和手上都抹有润滑剂，你试图抓着物体，结果它一下子就不见了。"随之而来的恐慌会让情况变得更糟。回想一下之前的内容，焦虑会使身体紧绷。

用热情四射、爱好诡异的马特博物馆馆长安娜·多迪（Anna Dhody）的话来说，"每家医院都有一个屁股箱"。急救医学文献中含有大量意想不到会在医学杂志中出现的名词：油壶、欧防风①、牛角、伞柄。顺便说一下，文献里用到的动词是"分娩"（deliver）。比如"必须打破这件吸器才能分娩这样的玻璃容器""直肠的混凝土铸件顺利分娩"。

有一篇论文描述了35名急诊室病人，他们全都是男性。男性

---

① 译注：一种欧洲的萝卜。

在这种病例中占多数的一种解释可以在前文提到的《同性恋杂志》中找到："对男性来说，直肠扩张会对前列腺和精囊施加压力，从而可能使某些人产生性快感。"（这篇论文的作者似乎是个兴趣广泛的人，要么就是有两位同名同姓的作家。我在 Goodreads.com 上找他出版的书籍，罗列的第一本书名为《林木线之上的科罗拉多》（*Colorado above Treeline*），然后是《西部前线士兵的生活》（*Life of a Soldier on the Western Frontier*）。然后夹在《旧西部医学》（*Medicine in the Old West*）和《探索科罗拉多高地》（*Exploring the Colorado High Country*）之间的是一本名为《灌肠：教科书和参考手册》（*The Enema: A Textbook and Reference Manual*）的书。

任何有关消化道性行为的讨论都绕不开肛门。人体神经网络分布最密集的部位之一就是肛门组织。肛门必须是这样，因为它需要大量信息来完成它的任务。肛门必须能够分辨什么在敲它的门：是固体、液体还是气体？然后它需要选择性地释放出一部分或全部物质。判断失误的后果将会极其严重。正如迈克·琼斯所说，"选错你麻烦就大了"。懂得解剖学的人常常会被卑微的肛门的伟绩所折服。我刚开始写本书时认识的一位医生罗伯特·罗森布鲁斯（Robert Rosenbluth）说："想想看，没有哪个工程师能设计出像肛门这样多功能且精细的东西。叫某人屁眼（asshole）可真是太抬举他了。"

我一直以来的观点是，神经丰富的身体组织不论平时的功能是什么，往往会是一个性敏感地带。那些被送到急诊室的人有没有可能只是因为他们的肛门玩具不小心钻了进去？

也许有些病例是这样，但不尽然。肛门敏感性无法解释体内取出的柠檬和洗面奶瓶子；它无法解释取出的那402块石头；肛门的敏感性也不能解释臂交性爱倾向（brachioproctic eroticism）[①]。性学家托马斯·劳里（Thomas Lowry）在20世纪80年代的一项研究表明，确实存在这样一个独特且狂热的群体，他们可以从直肠的抻拉和充盈中获得某种特殊的愉悦。劳里给我寄了他的一篇论文和这篇论文里用到的调查问卷。问卷第十二个问题那里画了一只手臂，旁边写着"请画线表示你被进入的最深位置"。 总而言之，尽管肛门精细敏感，但它不是这些人的激情所在。总而言之，有些人就喜欢探索"科罗拉多高地"。

古斯塔夫·西蒙（Gustav Simon）医生是他们的"梦中情医"。1873年，西蒙首创[②]将"裹满油"的整只手"深入"直肠这一检查方法，同时，另一只手按在腹部以触诊盆腔器官是否有异常。（妇科医生在今天采用的也是这种检查方法，不过通常他们用的是两根手指头。）西蒙向人们保证，任何由此产生的"局部疼痛"都是极其短暂的。

迈克·琼斯用共享线路来解释这种通过直肠抻拉引起的性兴

[①] 性学家托马斯·劳里（Thomas Lowry）发明了这个术语。他在研究拳交时发现自己给别人的信的开头是这样的："亲爱的布兰德尔博士：我们几个月前在电话里聊到了'拳头性交'，那时你提到两篇有关外科手术的文章。"因为没有学术术语，所以劳里最后造了一个。他告诉我，"我最近在谷歌里搜了一下，发现有超过 2 000 条关于'brachioproctic eroticism'的搜索结果。我忍不住扑哧笑了。"

[②] 西蒙用尸体改进了他的方法（以弄断一两根肠子为代价），之后便开始进行培训讲座。在讲座中，活人代替了尸体：被氯仿麻醉后大腿屈起的女人。"大批教授和外科医生"专程飞到海德堡来实践"强制进入检查（the forcible entrance）"。

奋现象。排便、性高潮和性兴奋都属于骶神经的管辖范围。分娩时阴道的大幅度拉伸有时会引起性高潮，有时还会导致排便（至少在一例有意思的病例研究中发生过这样的事）。杰里米·阿格纽（Jeremy Agnew）在他1985年的论文《肛交实践中的解剖学与生理学》（*Some Anatomical and Physiological Aspects of Anal Sexual Practices*）中写道："在进行妇科检查时，妇科医生经常能观察到因操控阴蒂而引起的肛门收缩。"这让我有点好奇杰里米·阿格纽提到的妇科医生是谁。

我有个疑问，不过在问之前先请求读者的原谅，如有冒犯，多有得罪。如果用石头、混凝土或手臂填满直肠可以让人直达心醉神迷，为什么便秘是一种如此普遍的痛苦呢？或者说，它真的使人感到痛苦吗？有没有人从自己制造的填充物中得到性满足？性欲会使便意变得复杂吗？

我贸然地向威廉·怀特黑德提出了这些问题。他设法跟我解释道："许多内脏感觉似乎都遵循一种所谓的'雅努斯脸'功能。"即快乐和痛苦是一头两面。不过他回避了那个有关便秘的问题。我不想因这个未解决的问题而坐立难安，于是把它抛给了迈克·琼斯。

"我认为不同之处在于便秘这种情况很少是自己能决定的。"我相信琼斯的意思是性兴奋取决于当事人和当下的环境。乒乓球和硬粪块的区别就像性交和做子宫颈抹片的区别。

虽然还没有一例恐怖分子在消化道内引爆炸弹的案例，但发生在消化道内的爆炸却有详细的记载。肠胃胀气的主要成分是氢气，有些（我们当中三分之一的人）混有甲烷。这两种气体都是可燃性气体，这一事实偶尔会在内窥镜检查中变得分外明显。正如《内窥镜》（*Endoscopy*）杂志第三十六卷所述："氩等离子体凝固术产生的第一个火花立刻在结肠中引起巨大爆炸。"还有第三十九卷："刚开始用氩气刀处理第一个发育异常的血管，就立即发生了巨大的气体爆炸。"还有，在《胃肠道内窥镜检查》（*Gastrointestinal Endoscopy*）的第六十七卷中："作者指出，在治疗第一个肠道血管发育异常时听到了巨大的气体爆炸声。"肠道气体并不总是滑稽的。

第 12 章　　**易燃易爆炸的你：**

与氢气甲烷同乐

早在医生们还未把氩气刀戳进屁股里之前，易燃（flammable）[1]
肠道气体的危险性就已广为人知。所有农民都知道，如果将粪肥静
置，细菌会把它分解成一些更基本的成分。对农民来说，其中的某
些成分是有价值的肥料，他们可以把这些肥料从粪坑里直接抽出洒
到农作物上[2]。但细菌分解粪肥产生的其他成分，比如氢气和甲烷，
则会把猪圈炸个底儿朝天。下面是安全农场节目中，一则毕翠克
丝·波特（Beatrix Potter）[3]播报的有关甲烷安全性的宣传广播："它
无色无味。它常常潜伏在周围，但不着一丝痕迹。"

甲烷和氢气在浓度高于4%~5%时就会有爆炸性。粪坑内液体
粪肥上的泡沫是60%浓度的甲烷。农民们可能知道这些气体的危
险性，但他们的家人不一定知道，因此明尼苏达大学延伸服务项
目里的农场安全课通常会包括面向孩子们的模拟粪坑讲解。["你
需要的是……玩具奶牛、猪和公牛（1/32实体比例），一个水族
箱，1磅干燥堆肥……和好时巧克力……用来模拟铺在地上的肥

① 单词"flammable"是单词"inflammable"的安全意识增强版。在20世纪20
年代，国家消防协会（National Fire Protection Association）由于担心一些人将
前缀"in"解释为"不"（not）的意思（就像在 insane 和 inept 等词中所表示
的含义）而促成了这项改变。（但实际上"in"源于 enflame 中的"en"）。当然，
这些可能会理解错的人一定会好奇为什么会有警告气体不会燃烧的必要。
② "请知会你的邻居，"爱荷华州东南部 Snouts & Tails 时事通讯（Southeast
Iowa Snouts & Tails Newsletter）呼吁道。"请询问你的街坊邻里有无任何户外活
动，比如婚礼、野餐等，请避开在这些活动前施肥。"除非你的邻居也是养猪
户，他们显然不介意这类事情。时事通讯的下一条新闻是田间施肥示范，演示
之后会提供一顿免费午餐。
③ 译注：毕翠克丝·波特（Beatrix Potter，1866年7月28日—1943年12月
22日），英国著名的儿童文学作家、插画家。著名的卡通兔子形象彼得兔即为
她的作品。

料（可选）。"]

人类结肠就像模拟粪坑，是缩小版的生物废料储存箱。结肠内部为厌氧环境，正好为生产甲烷的细菌提供了繁荣生长所需的无氧条件，而且结肠里满是可发酵的生物废料。细菌在结肠里做的事儿和它们在粪坑里做的事儿一样：分解废料供自己生存，并在这个过程中产生气态副产物。细菌会产生大量氢气，而这些气体最终都会变成你体内的气体。屁中的氢气占比高达80%。大约有三分之一的人体内生活着产甲烷的细菌，甲烷便是燃气公司供应的"天然气"的主要成分。（至少有三分之二的人相信那些可以产生甲烷的人的屁烧起来是蓝色的，就像煤气灶上常燃小火焰的颜色一样。遗憾的是，我没在"油管"（YouTube）上找到相关视频。）

结肠镜检查前会进行彻底持久的肠道清洁，其中一部分原因就是甲烷和氢气的易燃性。医生在结肠镜检查过程中发现息肉时，通常会顺带把息肉切除，随后用有电凝功能的勒除器来止血。他们可不想冒着燃爆一袋易燃气体的风险，再发生像1977年夏天在法国发生的事故那样。

法国南锡（Nancy）的一所大学医院里，一名69岁的男子到Services des Maladies de l'Appareil Digestif（"消化科"的法语）就医。医生将勒除器的电流设置到4，开始进行简单的息肉切除术，勒除器伸进去仅8秒后，人们就听到一声爆炸声。病例报告中写道："病人猛地从检查台上弹起"，结肠镜被"完全弹射了出去"（法语为"像鱼雷一样从直肠发射出去"）。

奇怪的是，这个法国医生是逐字逐句按照结肠镜准备说明来操作的。在这个病例中，罪魁祸首其实是通便剂。医生在术前给病人开了一剂甘露醇溶液，甘露醇是一种类似于山梨醇的糖醇，它可能就是西梅干中的通便成分。病人的结肠里虽然没了粪便，但仍有细菌，那些饿疯了的细菌享受着甘露醇的美味，它们分解产生的氢气足以使结肠成为人体内的"兴登堡"号[①]。这场事故发生5年后，一项研究发现，在10名服用了甘露醇的患者中，有6名患者结肠内氢气或甲烷（或两者都有）的浓度都达到了潜在爆炸性浓度。

不过这不能成为你推迟结肠镜检查的借口，因为医生们现在已经不用甘露醇了，如今他们在检查前会先将空气或不可燃的二氧化碳鼓入结肠，用以稀释氢气或甲烷。（给结肠充气也有助于医生看得更清楚。同时也能制造出响彻结肠镜检查恢复室的宏伟壮阔、波涛澎湃的屁。）

肠道中的氢气和甲烷被放到体外后就不再具有危险性。放屁会使这些气体被稀释，与室内空气混合后的浓度会降至远低于可燃浓度的水平。任何在"油管"（YouTube）上搜过"点燃肠道胀气（pyroflatulence）"的人都知道，屁必须在从体内喷出的那一刻才能点燃。

在太空探索早期，美国宇航局担心宇航员的可燃屁会堆积在又小又密不透风的太空舱里。一名研究人员在20世纪60年代的"太空营养及其相关代谢废物问题"会议上对此问题表达了深切

---

① 译注："兴登堡"号飞艇是一艘德国的大型载客硬式飞艇。它在第二个飞行季中的第一次跨大西洋飞行于1937年5月6日在新泽西州曼彻斯特镇莱克湖海军航空总站上空尝试降落时烧毁。起火原因可能为集结在飞艇后部的氢气被点燃而引起大火。

的担忧，以至于建议宇航员要从"只产生很少或根本不产生甲烷或氢气的这部分人"中选拔。美国宇航局曾聘请肠胃气专家迈克尔·莱维特（Michael Levitt）（你很快就会再见到他）担任顾问。莱维特向他们保证，舱室的空间足够大，而且舱内空气流通充分，肠道内的氢气和甲烷不太可能聚集至危险的浓度。美国宇航局的谨慎小心是可以理解的，早些年的太空舱内纯氧气循环决策最终直接导致阿波罗1号的三名宇航员全部遇难：阿波罗1号在一次发射台试验中因一点火星引发了一场熊熊大火。

1890年冬天的一个清晨，一名年轻的英国工人从床上欠起身看时间。天未亮，曼彻斯特的街道还未睡醒，依然是漆黑一片。他划着火柴看表时，碰巧打了个嗝。"让他惊慌失措的是，"詹姆斯·麦克诺特（James McNaught）医生在《英国医学杂志》上写道，"嗝被点着了，他的脸和嘴唇都被严重烧伤，火还点燃了他的胡子。"

"易燃嗳气"病例（麦克诺特还列举了其他8个例子）让人费解，因为打嗝打出的气体通常要么是二氧化碳（来自碳酸饮料），要么是吃东西或喝水时吸入的空气，两者都不可燃。健康人的胃与结肠不一样，它不会产生氢气或者甲烷。胃酸的作用是消灭微生物，没有微生物，就不会有产生氢气或甲烷的发酵过程。即使有极少数细菌可以在胃里存活（研究已经证明，确实有），已消化成食糜的食物也会很快被送至小肠，食糜在胃里的停留时间很短，细菌根本来不及发酵。

麦克诺特拿出一根胃管。距那个工人上次进食到现在已有5小时，这个时间间隔足够胃完成它的工作并把食糜传递到小肠，然而麦克诺特医生从胃管里抽上来的却是1.5品脱散发着酸味的糊状物质，下面还有一层"凝结状（grumous）[1]食物残渣"的沉淀。一起抽上来的还有气体，像啤酒泡沫那样的气体，像疯狂的科学家的烧杯里那些冒着泡然后又破裂的气体。

为了鉴别气体成分并确认其可燃性，麦克诺特只需从烧杯顶部收集一些气体，然后看看能否将其点燃。但是这种简单的操作没什么意思，于是麦克诺特让这个年轻人改日再来他的诊所。这次克诺特用管子把水注入他的胃里，置换里面的气体。在置换气体的同时，麦克诺特举着火苗凑近他的嘴边，对准从他嘴里冒出的一缕看不见的飘升之物。"结果点了好大一团火焰，把我和病人都吓到了。"也许是我在以己度人，但我总觉得麦克诺特的文章中偶尔会浮现出一种难以自持的小学生的欢乐，这与《英国医学杂志》（*British Medical Journal*）典型的希波克拉底式的仁慈文风形成了鲜明对比。如果我有行医执照，我恐怕会成为麦克诺特医生。

原来，这位年轻人由于幽门（胃下方的括约肌[2]）狭窄，导致食物在胃里长时间潴留。此外，麦克诺特还声称他的胃已经培育出耐酸、产气的细菌菌株。碳水化合物加上细菌加上时间和体温等于发酵。

这个故事引起了我对奶牛的好奇心。正如我们之前了解到的，

---

[1] 意为"凝结（clotted）或结块（lumpy）"。*Grumous* 是许多值得从医学词典里借鉴，可用于日常生活的形象生动的词汇之一。还有 *glabrous*（光滑无毛），*periblepsis*（精神错乱的疯狂表现）和 *maculate*（斑点）这些词也是。

[2]*Pylorus* 在希腊语里是"守门人"的意思。这里也是这个意思。

牛的瘤胃是一个巨大的发酵坑，一个宏伟的细菌贫民窟。一头以草为食的牛每天能产生100加仑甲烷，而胃里的气体是通过嘴巴排出。那么你可能会觉得"点牛嗝"应该与"吓倒牛"（cow-tipping[①]）游戏相媲美，一同作为无聊乡村青年的深夜消遣。我在新罕布什尔州长大，怎么从来没听说过奶牛还会打嗝？我的农学专业朋友艾德·德彼得斯给出了问题的答案。反刍动物觉得腹胀，要给胃里的食物腾空间时，它确实会排出一些甲烷，不过不是靠打嗝，而是通过改变体内管道路径，将气体排入肺部，悄悄地呼出气体。对于这类动物来说，比如热带草原上的叉角羚，保持安静就是生存的要义。"野生有蹄类动物在反刍时往往会找个地方躲起来。"德彼得斯解释说。"如果一头狮子路过，听到一声响亮的'嗝~'……"再见了（sayonara），羚羊。

　　我的读者也许最有可能因此受到启发，口袋里揣着打火机，肚里装着坏水儿跑到牧场试一试，所以我最好还是补充一句：用火机点牛呼的气不会喷出麦克诺特他们见到的那种火焰。由于上述提到的甲烷改道系统，甲烷气体会被肺中不可燃的气体所稀释。若想点燃呼出的气体，你需要某种集中的冲击波，也就是打嗝。但牛不打嗝。

　　蛇也不打嗝，但在某些情况下，它们可以制造出一种规模如同神话故事里描写的那种可燃喷出物。对于这个话题，我们先暂别穿着脏靴子的艾德·德彼得斯，需要去找在阿拉巴马州遇到的蛇

---

　　① 译注：这是一个传说中的乡村娱乐活动，当牛站着睡觉或者打盹儿的时候，人突然过去推它一下，它就会四脚朝天地倒下。

类消化专家，史蒂芬·西科尔。首先，介绍一些背景知识：很多食草动物都没有瘤胃，它们体内的发酵反应发生于盲肠，位于小肠与结肠交界处的袋状结构。这些食草动物——比如马、兔子、树袋熊，它们的盲肠往往比一般动物的盲肠更大。蟒蛇也有一个大盲肠，这让西科尔感到很奇怪，因为蛇是食肉动物，并非食草动物。他想知道为什么食肉动物需要一个消化植物的装置呢？西科尔推测，蛇进化出盲肠也许是为了消化利用猎物胃里存留的植物物质。

为了验证他的理论，西科尔在阿拉巴马大学的实验室里给几条蟒蛇喂了大鼠[1]，并把蟒蛇与气相色谱仪相连，来监测蟒蛇在消化大鼠的4天时间里呼出的氢气含量。他确实观察到一个峰值，但大鼠还远未到达蟒蛇的盲肠。西科尔猜测，可能是由于大鼠在蟒蛇体内分解、充气膨胀爆裂而导致了这个氢气峰值。"一个实验引发了另一个实验。"（这是西科尔对他下一项实验的说辞：西科尔胀爆了一具膨胀的大鼠尸体，然后测量尸体里释放的氢气含量。）西科尔证实了他的猜想：大鼠尸体胀爆时氢气水平"飙升"。西科尔由此无意中发现了喷火龙神话的生物学解释。别走开，下面的内容非常酷。

---

[1] 它们是从 RodentPro.com 网站成批购买的。在 RodentPro，生命是廉价的，16 美分就可以买到一只超小号的"小指"小鼠（出生仅一天、用冷冻式给料机喂养的小鼠）。除此之外还卖绒毛小鼠（10~15 天大）、白桃色绒毛小鼠（体形介于小指小鼠和绒毛小鼠之间）、饲料斗小鼠、断奶后小鼠和成年小鼠。饲养的大鼠和豚鼠像 T 恤一样标着规格：XS, S, M, L, XL 和 XXL。RodentPro 还出售礼品券，因为没有什么能比送 100 美元的死老鼠上门更能表达"我爱你"了。

把时钟拨回到几千年前，想象你自己披着兽皮，拖着一条捕到的蟒蛇回家。捕也许不是最恰当的动词，因为那时蟒蛇正在消化一只小羚羊，根本不具备战斗或逃跑的条件。你一弯腰就捡到了类似尼安德特人的火鸭鸡（turducken）[①]："羚蟒"（Gazython）。小羚羊虽已部分腐烂，但你也不会觉得恶心，因为远古时代的人类不仅是捕猎者，还是食腐者，他们早已习惯了散发着腐臭的肉。这些腐烂分解释放出的气体就是故事的核心所在。现在让我们把话筒交给西科尔。

"所以这条蟒蛇体内充满了气体。你今晚准备吃它，把它放到篝火旁。这时候如果有人踢到或踩到了它，它体内的氢气就会从嘴里喷出。"我们现在知道，氢气浓度达到4%即可燃烧，但更新世时期的我们还不知道。而斯蒂芬·西科尔的实验表明，腐烂分解的动物释放出的氢气浓度大约有10%。西科尔用嘴模仿着火焰喷射的"噗噗"声。"这就是那只喷火的大蛇，不用想也知道，人们会据此编出怎样的故事。几千年来，这已然成为一个传奇。"他又做了一点深入分析，最古老的喷火龙故事来自非洲和中国南部：那些有巨蟒存在的地方。

[①] 译注：火鸡、鸭、鸡各一只去骨，鸭塞入火鸡膛，鸡塞入鸭膛，最后再填入玉米、青椒填料的一道菜。

第 13 章　**死人的膨胀：**

　　　　　　胃肠胀气研究史上的其他趣闻

麦拉（Mylar）聚酯薄膜的质量足以与乳胶相媲美，成了派对气球的首选材料，也确保了它在现代胃肠胀气研究中占有一席之地。麦拉聚酯薄膜密闭不透气。病人出院后，那个充有氢气的"祝你早日康复"麦拉气球仍会漂浮很长一段时间。我1995年为一项胃肠胀气研究充的麦拉气球（如果有人还保存着的话）里，估计还残留有我当年在克里格曼地区消化疾病中心（Kligerman Regional Digestive Disease Center）自助餐厅里吃完三分之二磅辣豆酱后产生的气体。

艾伦·克里格曼（Alan Kligerman）就是克里格曼中心的那个克里格曼，同时他也是Ak制药公司（AkPharma）的Ak，正是该公司创立了克里格曼中心，发明了比诺（Beano）[1]。比诺的有效成分是一种能分解低聚糖这类复合碳水化合物的酶，低聚糖大量存在于豆类和其他豆科类植物中。拜生活在结肠里的细菌所赐，你的结肠里也有这种酶。因为人的小肠不能吸收这种低聚糖，所以它们会完好无损地到达结肠，在那里，细菌产生的酶能将其分解，而分解的过程会产生大量氢气。翻译过来就是：豆子会让人放屁。不过往辣豆酱里加点比诺就万事大吉了，加比诺就好比别人已经替

---

[1] Ak制药后来将比诺（Beano）品牌出售给了制药巨头葛兰素史克（GlaxoSmithKline）。作为战略营销的一部分，葛兰素史克的网站上有一所线上气体大学（University of Gas）。因为希望能被这所大学录取，或者至少能买一件学校的文化衫，我点开了那个视频。结果我一眼就认出那幢庄严的校园建筑背景是达特茅斯学院（Dartmouth College）的贝克图书馆（Baker Library），因为我的父母曾在那里工作。以我对达特茅斯大学兄弟会的了解，用这个照片做背景还是比较贴切的，不过我最终还是出卖了葛兰素史克。校长办公室的人似乎并不像我这般生气（那个时候，我没收到金校长对比诺气体大学的任何回复），但最终葛兰素史克还是收到了一封警告信，那张照片随后也被删除了。

你消化了豆子。

我曾为撰写一篇杂志文章而参观过克利格曼的实验室，现在仍保留着当时的笔记和一件克里格曼送我的蓝绿色比诺风衣①。不过当时具体的参观细节已记不清了，只记得我当时和克里格曼、贝蒂·科森（Betty Corson）（Beano热线的声音来源）一同坐在桌前，我在那里吃着经过精确称量的辣豆酱。据笔记里的信息，当时还有一位叫伦恩（Len）的人。他们也都在吃辣豆酱，不过不是为了实验，他们只是喜欢吃豆子。或者说，变得喜欢吃豆子了，因为Ak制药公司给他们大批量购买了很多豆子，那些豆子罐头在员工厨房的储藏柜里随处可见。

贝蒂说："我准备开罐黑豆，吃掉这一整罐。"

伦恩点了点头道："我打算吃罐焗豆，只吃豆子，倒掉液体，我午饭经常吃豆子。有50％的美国人不会受豆子困扰，虽然不愿承认，但我就是其中之一。"

当Ak制药公司的某个人说"受豆子困扰"时，困扰并不是指屁的声音或气味引起的尴尬。困扰在这里指的是结肠充气膨胀后的疼痛和不适。结肠如气球般胀大时，牵张感受器会被激活，向大脑发送信息，大脑随即将此信息转化为痛觉传达给你。像大多数痛觉的作用一样，它是一个警报，是一个警告系统。因为拉抻可能是爆裂的前奏，所以你的大脑会非常努力地想让你知道腹部正在发生的事情。

---

① 这是 Ak 制药狡猾的营销天才的又一个例子。比诺还在一场著名的热气球比赛中赞助了一个队伍。

随着年龄的增大，结肠肌肉会变得松弛，结肠也更容易像气球般膨胀。正如伦恩谈笑道："我们浑身上下，里里外外都会变得越来越松弛。"他说，比诺60%的客户年龄都在55岁以上。医生会让冠状动脉疾病患者远离脂肪和红肉，并且通常建议他们在饮食中加入豆类食物作为肉类蛋白的替代品。"有些病人，"克里格曼说，"他们会对医生说，'我宁愿冒着心脏病再次发作的风险，也不愿老是放屁。'"在人们普遍对脂肪存有畏惧之心的20世纪80年代，心脏病医生分发比诺的样子就像在分发万圣节糖果。

另一种困扰中年人肠道的食物种类是乳制品。大约有75%的亚洲人、非裔美国人和美国原住民体内都缺乏乳糖酶。这是一种经由小肠分泌，可以分解（存在于奶制品中）乳糖的酶。这一比例在白种人中约为25%。大多数人在幼年时可以消化牛奶中的糖分，但随着年龄增长，他们便失去了这种能力。"一旦过了哺乳期，"克里格曼指出，"你就失去了吸收乳糖的生物学理由。"若不是乳制品公司游说团体坚持不懈地努力（知道什么是营销了吧？），成年人用杯子喝牛奶这个画面在美国人看来一定很奇怪，因为世界上许多其他地方的人就是这么认为的。

乳制品和豆类食物遵循着同样的消化规律。如果小肠无法将难搞的碳水化合物分解成可吸收的物质，那么它就会原封不动地进入结肠，结肠里的细菌便会在这些食物上尽情享乐，同时喷出大量氢气云。胃肠病医生很容易就能诊断出乳糖（或谷蛋白）吸收障碍，但在我生活的旧金山湾区，人们更喜欢给自己做诊断，也喜欢给自己做错误诊断。胃肠病学家麦克·琼斯说："乳制品中的糖通常和脂肪一起在肠道中行进，而大量脂肪对肠道也是一种负担。"那些觉得自己患有乳糖不耐症的人常常也觉得自己有谷蛋白不耐症，但其实大多数情况是他们两者皆无。

真正的乳糖吸收障碍可不是一件好玩的事儿。有一位化名为A.O.苏塔夫（A. O. Sutalf）[1]的患者，他的惊人屁量正源于此，他平均每天会放34次屁，此病例发表在了《新英格兰医学杂志》（*New England Journal of Medicine*）1974年的8月刊上。直至今天，苏塔夫先生的身份仍是一个被严格保守的秘密。相比之下，能消化乳糖的成年人平均每天"噗噗"的次数不超过22次[2]，并且有两个时间段是高峰期：午饭后5小时和晚饭后5小时。伦恩坚称下午5点的屁高峰有部分人为因素："你在工作时间一直憋着，下班后一上车就会把它们全放出来。"

克里格曼听到这话便皱起了眉头。早些时候，当伦恩试图讲一个以"和我同住这层的有个大一男生……"为开头的故事时，克里格曼便给他浇了盆冷水："这不是一个搞笑话题。"

克里格曼起身去接电话时，我坐着椅子滑到贝蒂·科森那边。我想知道谁最近打过比诺热线。她告诉我说，有个姑娘打电话来说她男朋友总是把车停靠在路边"检查轮胎还有没有气"。但大多数情况下，拨打热线的是我母亲那一代的女性，她们不希望任何人在任何情况下听到她们的屁声。比如圣灵圣体修道院（Holy Spirit-Corpus Christi Monastery）里的胀气修女，她那天早晨就打

---

① 译注：原文苏塔夫（Sutalf）为"肠道气体、屁（Flatus）"倒着拼写的样子。
② 我给莱维特带了一张画满正字的草纸，这是一位匿名家庭成员的记次卡，他记了两天，总共是35次和39次。"对的，"莱维特说，"每次我演讲时，总有人上来跟我说，22次实在是太少了。"

过热线。"她打电话的声音压得很低。"科森说。

为什么不能干脆别碰豆类呢? 科森说, 有些人确实做不到。我让她举一个必须得吃豆子的例子。她回道:"炸豆泥品尝师。"确实存在着这么一群人, 他们打过热线电话。"你能想象吗?"她拍了下桌子,"我对天发誓这是真的。"克里格曼不在的时候, 谈话氛围稍稍放松了一些。

我还知道另一个不得不吃豆子的例子。州立监狱有时给单独监禁的囚犯只提供一种虽然营养完备但却引不起丝毫食欲的食物 —— 营养条 (Nutraloaf)。(通常是因为这些罪犯用镀银餐具攻击过别人, 而营养条是一种可以直接用手抓着吃的食物。) 营养条的主要原料总会有豆类食物, 除此之外还有面包屑、全麦面粉和卷心菜, 全都是气体制造器。有几个州的囚犯因一日三顿营养条而起诉了监狱, 起诉的理由是这对他们造成了非同一般的残忍惩罚。在我读的那篇文章里, 味道是囚犯起诉营养条的主要原因, 但一个上了年纪的犯人很可能是因胃肠胀气引起的疼痛而起诉。

克里格曼回来时拿着一个看起来像是薯片包装袋那样的东西, 袋子的一端装有一个类似浮潜呼吸管的装置。他解释说在我吃豆子之前需要先测量一个基线读数。他把装置递给我, 说:"在你吹气时 ——"

用俏皮话指代肠胃胀气不像是克里格曼的风格, 不过我很快就明白他确实没用俏皮话, 那个呼吸管状物就像其他呼吸管一样, 是用于口腔, 而非直肠。我感到松了一口气, 同时又有些失望:他即将要做的是氢呼气试验。如果已知口腔呼出的氢气量, 那么很容易就能推断出直肠呼出的氢气量。因为结肠处产生的氢气会有一定比例吸收进入血液，到达肺部后被呼出。氢呼气试验为胃肠胀气研究人员提供了一种简单、统一、不需要受试者向气球中放屁的产气量测量方法。

然而，人们直到20世纪70年代都还是那样做的。一位退休的豆类科学家给我讲了一个关于胃肠胀气研究的故事，这个研究项目的负责人是科林·利基（Colin Leakey）（这个项目真是非他莫属）①，研究地点位于埃文河畔斯特拉特福德（Stratford-upon-Avon）附近的奇平坎普登（Chipping Campden）一家食品科学机构。如果我是路过这里的游客，我可能不去莎士比亚故居，而选择去奇平坎普登看一眼。"人们穿着长袍走来走去（我猜应该是在医院，不是在舞厅），有根管子从长袍底下伸出来，转了一圈又向上伸进气球里。"1941年，J. M. 比泽尔（J.M. Beazell）和 A . C. 艾维（A.C. Ivy）在美国也搭建了一个类似的装置："肠胃气体经由一根22号法国结肠管收集到一颗厚壁橡胶气球中，管子有10厘米插在直肠里面。为了固定结肠管，人们在它从直肠处露出的地方覆盖了一大张牙科橡皮障，然后将管子紧贴着臀沟提上去，再用胶布将它固定在腹背部。通过这种固定方式，受试者便能自由走动，竟然几乎没有不适感。"

迈克尔·莱维特说，这些研究人员是在自欺欺人。他在1996年的一篇论文中写道："直肠管不仅不舒服，还容易堵塞，而且也不能用在非住院病人身上。"对于胀气体积相关研究，他更喜欢用

---

① 译注："Leakey"与"Leaky"同音，意为漏气。

"气图记录"（flatographic recording）这种方法，即研究对象在一个特殊的记录本中对每一次"通气"（passage）做记号。不过，这种方法不一定靠谱，因为不同人"通气"的气体量可能完全不同，这取决于是否……我该怎么形容呢？这取决于这个人是我老公还是我婆婆，取决于他们是愿意将屁尽情地一通排出，还是试图憋住它，让它在许多细小的吱吱声中释放出来，从而错误地高估了气图计数。

伦恩也提到氢呼气试验与放屁模式有关的一个缺点。当人们（通常的刻板印象是女性）把屁憋住的时候，气体会吸收进入血液，因此它会随呼吸释放出来。这人为地提高了呼气中的氢气含量，或许这也是为什么偶尔会有非常违反直觉的发现：女性比男性的屁更多。

"是吧，艾伦？"

克里格曼搅动着他的辣豆酱。"我不知道，伦恩。我不知道憋住的屁的最终命运是什么。"

虽然直肠管和氢呼气袋有各自的缺点，但它们都对原始方法进行了改进。有记载以来最早的排气研究之一是巴黎医生弗朗索瓦·麦根迪（François Magendie）开展的。1816年，麦根迪发表了一篇题为《一名健康男性的肠道气体研究》的论文。这个标题其实有误导性，因为虽然这名男性没有疾病缠身，但他其实已经死了，连脑袋都没了。麦根迪在《化学与物理年鉴》（*Annales de Chimie et de Physique*）中写道："在巴黎，死刑犯通常在行刑前的一两个小时吃一顿简餐。"还配有红酒，这很像法国！"因此，在他们死亡的那一刻，消化道里的食物正处于活跃的消化状态。"1814—1815年，巴黎政府官员们似乎也没有脑袋，他们同意了把四具断头台上的囚犯尸体运到麦根迪的实验室，用来对肠胃胀气的化学成分展开研究。断头台刀片掉落后的1~4小时，麦根迪从消化道的四个部位提取气体，测量他能测到的一切。

其中一个被麦根迪"打开"的囚犯最后一餐吃了扁豆。我本以为这个人体内的氢气量会是最高的，因为正如我们刚刚了解到的，豆类是饥肠辘辘的结肠细菌最大的碳水化合物供应商。奇怪的是，体内氢气含量最高的却是吃"监狱面包和格鲁耶尔奶酪"[①]的囚犯。格鲁耶尔奶酪和"监狱面包"。难道巴黎的监狱当时提供的是某种法式营养条的前身吗？可能不是。对许多人来说，小麦里不能被小肠吸收的碳水化合物是肠道气体的主要贡献者。如果人两小时后就要死了，他没有理由不吃些面包来填饱肚子。

麦根迪令我惊讶的除了他对血腥的热情，还有一点：他用1814年的仪器探测到了硫化氢，而这种气体通常仅占人类结肠气体的万分之一。事实上，麦根迪使用的仪器很可能就是他的鼻子。人类的嗅觉系统能在接近于零的0.02%的含量下探测到硫化氢的臭鸡蛋味。用迈克尔·莱维特的话来说，就是尽管硫化氢的含量微乎其微，但它却是屁味最重要的决定因素。他肯定闻得出来。

---

① 译注：原文为法文。

第 14 章　闻到猫腻：

臭屁除了能把人熏走还有啥用？

迈克尔·莱维特最初并没有打算通过解开臭屁的秘密而在世上流芳，这本来是他导师的主意。那时气相色谱仪刚成为实验室里的工具，而且还从未有人具备这样的巧思（或者勇气）将这项技术应用于人类排放物。"他把我叫到办公室，"莱维特回忆道，"他说，'我觉得你应该研究屁。'我说：'为啥？'他说，'因为你能力很一般，这样如果你发现了什么，至少是新发现，你就能发表一些东西了。'"

莱维特发表了34篇关于屁的论文。他鉴别出导致屁臭味的三种含硫气体，他发现大便漂浮在水面的原因是其中含有的甲烷气体，而非膳食纤维或脂肪①。不过最令我印象深刻的是他发明了能够捕捉屁的麦拉"灯笼裤"（pantaloon）。

莱维特在谈关于屁的研究工作时说："即使到了现在，人们也只关注我在屁方面的研究，忽略了其他我所做的一切。"我和莱维特坐在他位于明尼阿波利斯退伍军人医疗中心（Minneapolis VA Medical Center）的实验室楼上的会议室里。莱维特笑起来傻乎乎的，嘴角撇向一边，脸色有些苍白。在写这段描述文字时，我忘了他头发是否已然灰白，于是我在谷歌敲下搜索他的关键词，结果出现的是一罐烤豆子。

请注意，以下是迈克尔·莱维特对医学的其他贡献：他发明了氢呼气试验，这项技术最初并非用于胃肠胀气研究，而是用来诊断小肠内碳水化合物的吸收障碍。他驳斥了近期流行的吃"不

①我发现自己正在一本正经、严肃保守的《新英格兰医学杂志》里阅读"用钢丝刀片（常用来切奶酪）"把粪便切成形状大小一致的方块，这真是又稀罕又奇妙。

能吸收"的碳水化合物来减肥的谬误。他证明了小肠绒毛的蠕动是肠翻搅（intestinal stirring）和营养物质充分吸收的关键。我写了一本关于肠翻搅的书。

在问了我认为足够多的肠翻搅问题之后，我问他能否让我瞧瞧麦拉灯笼裤。

莱维特为两项相关研究设计了这款服装：第一项旨在鉴定导致屁臭味的气体，第二项是用来测试那些声称能够吸附（adsorb）（附着在某物体表面的专业术语）这些气体的装置。他想不起来它们放哪儿了，不过他翻出一张照片，上面是一位女性在实验室进行穿戴展示。照片里，麦拉裤没充气，看起来比我想的更贴身。材料是银色的，有褶皱，还反着光，有点像烤土豆穿的锡纸。

我问莱维特为胃肠胀气研究招募志愿者是否很困难。他的答案是否定的，部分原因是受试者的贡献是有偿的。卖屁的人和卖血的人差不多是同一群人。

莱维特说："真正困难的是找鉴定人员。"莱维特需要两名气味鉴定员嗅闻几下，然后对这16名志愿者的贡献物的臭味程度进行评级 —— 从"没有臭味"到"非常刺鼻"①。这项实验的假设是臭味程度与三种含硫气体的总浓度有关。假设是对的。

出于对究竟是哪种含硫气体决定了屁的芬芳的好奇，莱维特从一家化学用品公司购买了这三种含硫气体的样品。鉴定人员对以下描述词达成了共识：硫化氢是"臭鸡蛋"味，这种气体与臭味

---

① 这不是最糟的。英国莱斯特郡威豪宠物营养中心（Waltham Centre for Pet Nutrition）进行的一项关于狗的臭肠胃胀气的研究中，臭味程度评判等级的那一端是难以忍受的臭味。

的相关性最强；甲硫醇是"腐烂的蔬菜"味；二甲基硫化物是"甜"味。虽然像甲硫醇这样含量较少的气体也对屁味做出了贡献，但大多数情况下，主要还是这三种硫化物以细微差别的组合和比例创造出人类屁味的无穷变化。用艾伦·克里格曼的话来说，"一个人的屁味就和指纹一样是一个人的特征"。不过更难用灰尘采集。

屁味的千变万化（人之间的差异与每顿饭之间的差异）给研究的第二阶段，即对各种除臭产品的评估带来了一个难题。哪种（或者是谁的）气味可以代表大众呢？事实证明，谁的也不行。莱维特用色谱仪读数的平均值作为配方指导，用商业合成的气体作为原料，炮制出一种实验室混合物。鉴定人员一致认为这种混合物有很难闻的气味，颇似屁味。莱维特逆向制造了一个屁，他用这种"人造屁"测试了各种包含活性炭的产品：内裤、护垫、椅垫。（活性炭对含硫气体的吸附作用广为人知。美国宇航局航天服的循环空气供应系统内就用活性炭来过滤空气，以避免宇航员在太空行走时，屁每分钟三次拂过他们的脸。）

在另一项排气模拟实验中，莱维特把导气管用胶布贴在受试者肛门旁边，贴在活性炭卫生巾或者衬裤的下面（若是测试坐垫则把坐垫系在合适的位置），受试者随后穿起麦拉灯笼裤，将被测试的物品完全覆盖，之后助手用胶布把裤脚和腰带紧紧裹起来。莱维特按下开关，将大约半杯（100毫升）合成屁通过导气管向灯笼裤内喷2秒（莱维特对一个标准屁的大小和寿命的最佳猜测是2秒）。"灌注气体之后，"莱维特在最后的论文里写道："将灯笼裤拍打30秒使里面的气体充分混合。"莱维特说他没有录像。最后，莱维特将一支注射器插入麦拉裤上预制的小孔来抽取气体，以测量活性炭没捕捉到的含硫气体。

实验发现，这类产品的难点在于如何让气体与活性炭充分接触。与气体充分接触对于密闭的宇航服来说很容易，对西装就不尽然了。座椅坐垫相较而言用处不大，大多数产品只能吸收不到20％的含硫气体。贴在内裤表面的护垫能起到55％~77％的吸收作用，但效果因"直肠气漏气"而打了折扣，即气体通常不会穿过护垫，而是扫过护垫表面从侧面逸出。售价70美元的三角内裤性能最好，几乎能吸附所有含硫气体，不过还不清楚这种内裤的吸附功能可以持续多久。但考虑到它的成本（包括金钱成本和自尊成本），它们的市场似乎也很有限。

除了把活性炭穿在身上或者粘在内裤上，还有一个选择是吃片剂。不过还是别费劲了，因为莱维特也做过这方面的研究：活性炭片剂对粪便气体释放无明显影响。莱维特推测这是因为当活性炭抵达直肠时，上面的结合点位都已经饱和。

不过另一方面，铋药片（莱维特也做过测试）可以百分之百减少含硫气体的气味。铋是次水杨酸铋（Pepto-Bismol）中的铋。日常剂量的次水杨酸铋对肠道有刺激作用，但碱式没食子酸铋没有这种副作用，它是德夫罗姆公司（Devrom）"体内除臭"片剂的活性成分。

我以前从来没听说过德夫罗姆公司（Devrom），这可能是因为主流杂志常常会拒绝刊登该公司的广告[①]。德夫罗姆公司（Devrom）

---

① 唯一的例外是《周六晚邮报》（*Saturday Evening Post*）。该邮报对医学图片有很强的容忍度，2011年11月刊登的一篇文章《你的宠物身上有肿块：它们可能是什么？》便证明了这一点。

的总裁杰森·米哈洛波洛斯（Jason Mihalopoulos）给我发了封电子邮件，内容是他希望在《读者文摘》（*Reader's Digest*）和《美国退休人员协会杂志》（*AARP*）上投放的整版广告：一对白发苍苍的夫妇微笑着，手挽着手站在醒目标题的下面："臭屁？我们开始使用Devrom'体内除臭'之后就没有了！。"米哈洛波洛斯被告知他们不能使用"臭屁""臭味"或"粪便"这些词。其中一本杂志建议把该产品的广告文案改成"消除肠道气体"，但这并不是Devrom的功效，这是比诺做的事儿。因此，除非你读《伤口造口术与可控护理杂志》（*Journal of Wound Ostomy & Continence Nursing*）①或《国际肥胖外科杂志》（*International Journal of Obesity Surgery*）这些杂志，不然你是看不到这对经过体内除臭的幸福Devrom夫妇的。

事实证明，臭屁禁忌在主流广告里避孕套禁忌甚至是震动棒禁忌的影响更深远，持续时间更久，后者如今已借用暗示手法明目张胆地出现在电视广告中了（尽管名称仍沿用着已有一个世纪历史的委婉用词："按摩器"）。米哈洛波洛斯告诉我，美国全国广播公司财经频道（CNBC）一档关于古怪企业的专题节目的编辑拒绝播出生产德夫罗姆公司（Devrom）的家族企业——帕特农神庙（Parthenon）——的那部分。"人们不喜欢听到屁。"他说，并很快补充说他指的是屁这个词。或者不管怎样，人们认为不喜欢。

鉴于这个禁忌的强大力量，我好奇都有谁在Devrom的广告里出现过。你得付多少钱才能让人在全国性杂志的整版广告上谈论他们的臭气？

---

① 这些护士值得一个难以描述的特别奖。

米哈洛波洛斯说："哦，要是有人愿意出现在我们的广告里，我才会觉得震惊呢。""这其实是张图库照片。"也就是说，只要付费，任何人都可以将这些照片用于任何目的。这对夫妇很可能毫不知情。在签署图片授权表格之前请你三思①。

大多数德夫罗姆公司（Devrom）的客户都或多或少有些消化问题，他们要么为了减重做过缩胃或胃旁路手术，要么切除了全部或大部分染病的肠道，只能排泄到造口袋里。米哈洛波洛斯解释说，造口袋根据切口的高度，可能每隔几小时就需要清空一次。排泄物在结肠停留的时间越短，水分吸收得就越少，排泄物就越稀，暴露在空气中的表面积就越大，就会有更多挥发性物质逸出进入鼻腔。"比如说，如果你去机场的洗手间……"米哈洛波洛斯停顿了一下，想他接下来的措辞："你立马就能知道有人在清空他的造口袋。"

那在我看来，这似乎和放屁没什么关系。"不，有关系。"米哈洛波洛斯说。他解释道，有些人会打开造口袋的一个角，让气体从那个小口排出去。就像特百惠②。

米哈洛波洛斯手上没有仅仅为了去除屁味而服用Devrom的相

---

① 回到那个每个人看起来都有点病态的20世纪80年代，我的朋友蒂姆和他的兄弟为他们的乐队拍了一些宣传照。最后他们把版权卖给了一家图库照片经销机构。几年后，其中一张照片出现在一张贺卡上。上面写着："来自笨蛋俱乐部的问候。"

② 在你想告诉我形容特百惠排气的恰当动词是"打嗝"而非"放屁"之前，让我先复述一下1998年我采访过的一位特百惠女发言人的话："我们不再说'打嗝'了，我们现在说使密封盖'耳语'。"虽然我不认为"耳语"是"打嗝"的恰当的替代词，但它为静谧的直肠提供了一种可爱且诗意的委婉说辞。"真的，赫瑞修，甚至她的耳语都让我着迷。"（译注：赫瑞修为《哈姆雷特》中的人物。）

关数据，但我猜人数不会太多，而且我认为我知道到底是什么阻止了体内除臭剂成为一种主流产品。下面让比诺的发明者艾伦·克里格曼来告诉你们："当我和人们交谈时"，他告诉我，"当我真正深入了解人的内心时，我从未遇到有谁是真的在内心深处反感自己的气味的。"而且，与口臭和脚臭不同，"臭屁"是每个人都有的问题①，所以，每个人都有的问题就不能称之为问题。

米哈洛波洛斯认为确实如此，一般来说，第一瓶Devrom就像第一瓶斯科普（Scope）漱口水一样，通常是同事匿名留给他们的，或者是伴侣买给他们的。他说："他们自己不会抗拒这个。""这个"指的是气味，不是买产品。莱维特说，在鸡尾酒会上，经常有女性找他抱怨丈夫的屁。但他从来没听丈夫抱怨过妻子的屁，尽管存在如下已被（莱维特）科学证明的事实："女性的屁里面硫化氢浓度显著更高，而且两位鉴定人员都认为气味明显要比男性的更难闻。"（不过，男性"每次放屁的气体量更大"，因此男女双方旗鼓相当。）

Devrom公司应该受到赞扬，因为他们没向公众大力推广体内除臭剂。你真是好样的，杰森·米哈洛波洛斯，你没有步春天公司（Springtime）灌洗器和舰队（Fleet）灌肠公司②的后尘。舰队自然

---

① 虽然由于肠道菌群的差异，有些人的屁比别人的更臭。他们体内有更多的产硫细菌。顺便提一下，产硫细菌更喜欢在降结肠繁衍，即距离直肠最近的那部分，这就是为什么臭屁往往带有温度。堆肥反应发生在直肠出口附近，肠胃病学家迈克·琼斯如是说：所以屁是"最新热点（hot off the press）"。（译注："hot off the press"是媒体行业"最新热点消息"的意思。）

② 这个公司发明了世界上第一个通便超级英雄，"灌肠人"（EneMan）：一个有胳膊有腿，有尖喷嘴的灌肠瓶，披着绿色斗篷。[易趣网（eBay）偶尔会给我推送灌肠人毛绒玩具，不过我要找的那种。]

公司（Fleet Naturals）的广告文案是："请保持你身体边远地区的清洁"，文字的背景图片是一幅原始的山地荒野。"专为直肠清洁设计 …… 足够温和，可日常使用。"真的要这样吗？除了漱口，除了在脚上撒除臭粉，除了在腋窝喷香水，现在我们要担心肛门的味道。

后来我偶然发现一份舰队（Fleet）发给医生的"告诉你的病人 ……"的新闻稿。（有一位医生把它发到了博客上。）原来，舰队自然公司（Fleet Naturals）是一款"适用于肛交前后"的产品。嗯 …… 那好吧。

应对一阵阵臭屁最简单的办法就是别在意，或者你也可以听从一位胃肠病学家的建议：养只狗（来推卸责任）。除此之外，还有种办法是尽量避免那些为细菌提供硫化物原材料的食物[1]。罪魁祸首是红肉[2]，十字花科蔬菜（西兰花、卷心菜、球芽甘蓝、花椰菜）也会导致屁臭味。大蒜、经硫和干燥处理的水果（比如杏）、某

---

[1] 饮食对粪便的味道影响巨大，以至于 6400 年前的粪便经再水化处理后释放出的气体可以用来重建古代"排便者（defecator）"的饮食。摩尔（J.G. Moore）和他的同事在 1984 年发表的文章《粪便气味图》（Fecal Odorgrams）中是这么说的。这个文章标题指的是一种通过气相色谱仪和"嗅孔"来分析粪便气体的方法。如今，古代饮食可以通过对粪便化石里的食物进行 DNA 测序来确定，所以人们现在不需要制造粪便气味图了。

[2] 分解后的蛋白质臭气熏天：比如"陈年"奶酪、臭鸡蛋、尸体，和脚底的死皮。"早晨的口气"是口腔细菌在睡着的 8 小时时间里，摄入脱落的舌头细胞而产生的硫化氢气味，在醒着的时候，唾液通常会把这些脱落碎屑冲走。臭气是一种警告：这个东西里有大量细菌，可能（取决于哪种细菌）会使你生病。最可怕、最臭的饭菜是在那些食物和冰箱都稀缺的国家。苏丹的农村人吃发酵（即分解后的）毛虫、青蛙和蛋白质含量较少的小母牛尿液。这应该是苏丹旅游业发展缓慢的又一个原因。

些芳香香料,以及啤酒(原因暂时不明)也会导致含硫气体的产生。总之,我认为一个神志正常的人会宁愿制造这些气体,也不愿放弃那么多快乐。

我去了明尼苏达拜访迈克尔·莱维特,幻想着他是不是能造出一批人造屁,我很好奇"科学"能有多接近"自然"。莱维特有着那种占位符式的微笑,仿佛在给你争取一点说"不"的时间。他把我打发给他的研究伙伴朱莉·菲尔纳(Julie Furne),她楼下的实验室里就放着人造屁的制作原料。我想起来灯笼裤研究里有菲尔纳这个名字,原来她是气味鉴定人员之一。

朱莉·菲尔纳的工作情况没怎么变。我们在实验室找到了她,那时她正在用注射器从塑料瓶里往外抽气,塑料瓶里装有一粒葡萄干大小、在99℃高温下培育的老鼠粪便。(她和莱维特正在研究肠道内硫化氢与结肠炎之间的关系,我稍后会做详细介绍。)

菲尔纳最近刚年满五十,虽然棕色的头发已开始在发际线处变银白,但她仍保持着小女孩般的幽默。她没穿实验服,身上是一件暗橙色石南羊毛开衫,我猜那是20世纪50年代的古着。或许曾有一段时间,这件毛衣覆在脸上还能闻到发胶或烤肉味,但它的味道现在很可能已经变了。

"这是玛丽,"莱维特说。"她想闻些气体。小心别出人命啊。"

从分子角度来看,硫化氢与氰化物一样致命,这或许可以解释人类进化出对硫化氢气味敏感性的原因。让人反感的气味虽然难闻,但这反感有时能保命。像任何毒药一样,剂量决定致命性。臭屁的硫化氢浓度为百万分之一到百万分之三,无毒无害。如果硫化氢浓度达到百万分之一千（比如粪坑和污水池里的浓度），那么在这种环境下呼吸几次就会导致呼吸肌麻痹以及窒息。工人常因此而丧命，事故发生频率高到两名医生都给这种现象起了个名字：粪肺（dung lung）[①]。硫化氢短时间内就能要人命，所以农场和其他工作场所的安全部门强烈要求任何进入粪坑或打算清理堵塞污水管道的工人佩戴自给式呼吸器。这也许可以解释我和我丈夫艾德为什么能在旧金山人行道上看见一个男人肩上扛着马桶搋子，身上穿着潜水服。"这是什么鬼堵了"，艾德叹道。

据说魔鬼闻起来是硫的味道，此言不虚，硫化氢就是个恶魔般的杀手。有警示作用的臭鸡蛋味在硫化氢浓度为百万分之十时非常明显，但当它的浓度超过百万分之一百五十，嗅觉神经会被麻痹，臭鸡蛋味随之消失。没了臭味警告，人们就可能会冲进粪坑救人，结果整个家庭都卷进了灾难"死亡链"。一份案件报告里有张警方拍摄的照片，照片上是被拖出泥沼后平放在地上的遇难者们。这是一张令人心碎的全家福：四名成年人穿着相似的齐膝泥靴排成一排，眼睛上方覆盖着黑条马赛克。那位农民本来要下去疏通管道，结果他以及试图救他的工人都昏倒在粪坑里死了。这位农民的母亲发现了他们俩，急忙踩着梯子下去，结果也未能幸免，然后他的儿子来了……这条"死亡链"一个接着一个，直到一组病理学家在一个通风不良的尸检室里才勉强停了下来。

硫化氢是一种可靠的自杀（以及杀死那些试图救你的人）方式。发生在美国的硫化氢自杀事件中，试图提供帮助的急救人员

[①] 其中一个医生是克拉波，我猜他早就不觉得起名字这种事有意思了。

或好心人有80％都因硫化氢产生了中毒症状。发生在日本的一起自杀事件甚至导致紧急疏散了350名邻居。

"问问朱莉她当时啥感觉。"莱维特离开时回过头说。在菲尔纳接受肠道气体气味鉴定员训练的那天，她怕自己是真的中毒了。她"病成了狗"，头痛了一晚上。素食主义活动家约翰·哈维·凯洛格（John Harvey Kellogg）也写道，他"认识一些强健的年轻人"，他们在有"肉食者肠道排泄物"的实验室里工作时感到头痛欲裂。

从装有E2大鼠发酵粪便的试管中抽取的硫化氢浓度为百万分之一千。菲尔纳说："你可别直接闻它的味道。"她朝旁边瞥了一眼，说出一个假想的新闻头条："作家因粪便气味而身亡。"菲尔纳有一口听起来很舒服的北方中西部口音，有点像《冰血暴》（Fargo）里稀释到非致命浓度的玛吉的声音。

不过上述发酵粪便试管中的硫化氢浓度高是因为它装在比口红还小的瓶子里。那么一般情况下的硫化氢浓度会对人有害吗？屁多的人会危害公共健康吗？《内部卫生》（Inner Hygiene）一书的作者詹姆斯·沃顿（James Whorton）引用了一位19世纪的医生的观点，他确实是这么认为的。他告诫那些胃肠胀气的人要为了家人和朋友的健康把屁憋回去，他说："用屁毒死你周遭的人就像用更看得见摸得着的毒药毒死人一样，是一种犯罪。"我想知道这种观点是否真的有点道理，比如说，要是在狭小密闭的空间里呢？我告诉菲尔纳，天冷的时候，我有时会把头蒙在被子里睡觉。而冬天是结球甘蓝生长的季节，也是艾德最爱吃的菜。

菲尔纳向我保证，被子里有足够多的空气来稀释另一半释放的硫化氢，使之无害。我发邮件又问了莱维特，他也同意"被动吸入者"不用担心中毒。

尤其是与罪魁祸首的中毒风险相比。肠道产生的硫化氢会经由结肠黏膜吸收而引起相对大量的硫化氢暴露。或者用约翰·哈维·凯洛格更为激动的说辞："如果仅仅因吸入这种由腐烂物质产生、已被极大稀释的挥发性毒物都会造成如此令人不快的后果，那么任凭这种毒物滞留在体内，全被吸收进血液再在全身循环，后果得有多严重？"不过莱维特随即补充道，没有研究证明硫化氢（或其他任何在结肠产生的气体成分）吸收进入血液对人体有害。

然而，大众在健康问题上很少会真的需要真凭实据。比起实验验证，大多数人更相信自己的直觉。粪便自毒（又名自体中毒）背后的理论很契合人的直观感受。1919年，沃尔特·阿尔瓦雷斯（Walter Alvarez）在《美国医学会杂志》（*Journal of the American Medical Association*）刊登的一篇高明且引领了潮流的文章中写道："人们推断，如果粪便是污秽的，那么当身体从这些物质中解脱时，身体才会处于最佳状态。"这种想法的观点是，"不洁"的有毒物质在我们结肠里停留的时间越短，被吸收进入血液的量就越少，我们就会越健康。在漫长而肿胀的医学伪科学历史中，自体中毒是最流行、最持久的概念之一。

自体中毒作为一种诊断手段，一个健康领域的时髦词在20世纪初达到流行巅峰。它是"瘴气"理论的自然分支。19世纪，当医生还未弄清微生物和昆虫在致病以及传播疾病中的角色时，他们把大部分责任归咎于露天下水道、垃圾场甚至坟墓中散发的不明有毒气体——瘴气。

如果一个人相信瘴气有危险，那么他相信自己体内的污水有危险也不算太离谱。卖泻药和灌肠设备的商人还对这种联系加以渲染，称结肠为"人类厕所""阻塞的下水道""死亡和传染病的污水池"。沃顿的书里附有一则法国Jubol牌的泻药广告，广告上是穿着制服的小人拿着刷子和水桶，爬在结肠里，就像清理巴黎下水道①的工人。

人们不知道具体是哪种毒物具有致病性，不知道其中的机制，它们也从来没有过名字，但这都无所谓。在庸医骗术领域，暧昧不明反而更好。沃顿写道："它满足了医学在任何时期都有的一种需求：有些恼人的病人坚称自己有病却无法向医生提供任何器官病理学证明，而自体中毒为这类病人提供了一种解释和诊断。"自体中毒就是20世纪初的谷蛋白。

伪诊断导致伪治疗。大约在20世纪之交，冲洗结肠是一项大生意，远比今天大得多，而且没有一个地方能大过西六十五街134号。那是泰瑞尔卫生研究所（Tyrrell's Sanitary Institute）的所在地：一座三层楼高的纽约赤褐色砂石建筑，致力于制造以及浮夸炒作J.B.L. Cascade结肠冲洗器。 J.B.L.代表"快乐美丽生活"（Joy Beauty Life），暗示你花12.30美元买的是一个比装有喷嘴的恶作剧屁袋更高贵的东西。

---

① 真是冷酷无情！Jubol 都没给他们的虚构员工戴上小口罩，连鞋子都没穿！他们在里面光着脚！在现实里，我们应该关注的是法国下水道里的工人，而不是在法国人的下水道里的工人。法国职业流行病学部门（Department of Occupational Epidemiology）发现，巴黎下水道工人的肝癌发病率有所上升，虽然他们大多数人也酗酒，可是谁能怪他们呢？

"要坐在J.B.L. Cascade上进行内浴（Internal Bath）。"查尔斯·泰瑞尔（Charles Tyrrell）在1936年的宣传小册子《我们为什么应该内浴》（*Why We Should inside shower*）中写道。泰瑞尔以前是做橡胶医疗用品生意的。除了多了一个从侧面伸出的直肠喷嘴外，这个Cascade看起来与泰瑞尔的旧水壶没什么不同。

在卖 J.B.L. Cascade 之前，泰瑞尔还在小型新闻出版行业涉足过一段时间。这段经历对他大有裨益。他印了数千份几乎不加掩饰的宣传小册子，发给药剂师，再让他们分发给病人。关于自体中毒和体内腐化的福音被大肆宣扬，小册子里还附有来自顾客、医生[①]、神职人员[②]的赞辞与推荐语，字里行间充斥着他们的称心和感激之情。他们的失眠、疲劳和忧郁消失了；这就是解决粉刺、口臭、食欲不振和无精打采的方法；内浴能让你摆脱易怒、反常暴脾气，能让你坚持六个月的木材分级工作而不辞职，或者不被解雇。一组前后对比照片似乎在暗示你经常灌洗结肠能把蓬乱下垂的胡

---

① 他们中大多数人已经死了，或者是被收买了，或者像那些卖预防孕产药物和儿童补救措施（也许是预防孕产的应急秘方）的无良供应商一样腐败了。

② 从神父、高级教士、修女和宗教团体领导的赞辞数量来看，宗教独身主义者是直肠灌洗术的狂热拥趸。我在美国医学协会的历史健康欺诈档案中有关 J.B.L. Cascade 的文件里发现了一封以"亲爱的尊敬的神父"为开头的信件，里面有"专为天主教神职人员"提供的特别优惠。不过长老会教徒也找到了自己的优惠办法，一位缩写为 J. H. M. 的牧师满意地写道，这几年来他已经"用烂"了三个袋子。

与身着僧袍之人温文尔雅的赞辞形成反差的是1930年至1932年在纽约巨人队执教的伦纳德·诺尔斯（Leonard Knowles）的赞辞。诺尔斯曾暗示球员的训练计划包括了快乐 - 美丽 - 生活 Cascade 这部分，虽然他没有直接声明过。诺尔斯在巨人队执教期间，查尔斯·泰瑞尔（Charles Tyrrell）表现出了不同寻常的克制力，并没有因巨人队在全国联赛中获得第二和第三名的好成绩而大肆宣扬他的产品。

髭变成精力充沛的花饰八字胡。

似乎就没有内浴不能解决的疾病。住在底特律林肯大道342号的H. J. 威尔斯（H.J.Wells）先生赞颂这款Cascade帮他妻子治好了堆积有大约半英寸宽、4~6英寸长的糜烂黏液组织。加州长滩的科拉·尤因（Cora Ewing）夫人向"左侧卵巢上方的一个脓包"挥手说了再见。人们感谢泰瑞尔治好了他们的哮喘、风湿、伤寒、黄疸，甚至瘫痪！癫痫！这些疾病声明过于离谱，以至于泰瑞尔觉得有必要指出这些疾病可能是其他因素造成的，而非自体中毒。

美国医学协会调查局收到了很多封愤怒的医生给他们的信件，于是他们起草了一封回信。调查局承诺："我们打算过一段时间就去这个机构看看。"美国医学协会档案馆有关泰瑞尔卫生研究所的文件中，第一封这样的信件写于1894年，而最后一封信写于1931年，这表明他们需要再精彩一点。

一名调查局成员独自完成了这项任务。1922年，自体中毒理论的怀疑者阿瑟·唐纳森（Arthur Donaldson）医生通过给三只狗缝合肛门，人为使它们暂时百分之百便秘了。这些狗在吃了普通肉食、牛奶面包4天之后，除了轻微的食欲不振之外，不存在任何其他症状，即没有体内中毒的迹象。而且令人印象深刻的是，这三只狗似乎精神还不错。

唐纳森没有就此打住，他从"便秘"的狗身上抽出少量血液，一次是在"便秘"55小时后，一次在72小时后，最后一次是在96

小时后。他将抽出的血液注射到两只正常没便秘的狗的血液里①，观察是否会出现"粪便中毒"的症状。结果是它们没有。

唐纳森认为，百姓和医生不多加考虑就安在自体中毒头上的症状，实际上是简单的便秘机制引起的，即直肠的扩张和刺激。为了验证这一理论，他给4个人塞了一团粪便大小的棉花。3小时后，这些人开始表现出通常会被认为是自体中毒的各种症状。棉花团一经取出，他们就都松了口气。如果粪便是血液中毒的罪魁祸首，那么症状缓解应该需要更长时间，因为肝脏和肾脏清除体内的化学物质得花几个小时。沃尔特·阿尔瓦雷斯指出，食用芦笋后的尿臭味（虽然这不是他的原话）不会在你放下筷子的那一瞬间就消退，臭味会一直逗留至第二天早上。灌肠能迅速缓解这些症状本身就驳斥了自体中毒这一假设。

借用胃肠病学家迈克·琼斯的一句名言："每个便秘的人在一通大便之后都会觉得舒服多了。在我看来，你压根儿不需要别的办法。"

清除体内肮脏毒物的另一种方法是食用大量纤维素，这样就可以使消化物在结肠内快速通过，来不及产生那些有毒物质。植物中的不溶性膳食纤维素（即粗纤维）不可消化、不可发酵，这种

---

① 自体中毒实验对实验动物的伤害还算轻的。1893 年，法国人查尔斯·布沙尔（Charles Bouchard）对他实验室里的兔子就没那么温和了："我试过将粪便提取物静脉注射给兔子，它会导致抑郁和腹泻。"那么问题来了：如果你是一只关在笼子里的实验动物，被一个不知哪天就会给你注射人类排泄物的人照顾，你还有不抑郁的可能性吗？你可以问问克里斯蒂安·赫特（Christian Herter）实验室里的动物们。在 1907 年的几个月时间里，赫特博士给兔子和豚鼠注射了从狮子、老虎、狼、大象、骆驼、山羊、水牛和马身上得到的粪便提取物。赫特想看看食肉动物的大便是否比食草动物的大便更有害。不管用了哪种动物的粪便，这些啮齿动物都死了，这不禁让人好奇他从动物保护协会那里得到了什么大便。

纤维能像海绵一样大量吸收水分，极大地增加排泄物体积。而垃圾的体积越大，你就需要越快清空垃圾桶。

约翰·哈维·凯洛格是粗粮大主教。他坚持认为，健康的结肠每天要排空3~4次，这是"大自然的计划"。他引用"野生动物、野人、婴儿和白痴"难能可贵的肠道排空频率作为佐证。凯洛格的证据来源包括"管理良好的白痴收容所"工作人员，以及伦敦动物园的猿类饲养员。凯洛格专门为了讨论猿类的排便习惯花钱去了几次动物园。凯洛格特别提到，黑猩猩每日排便4~6次，把粪便扔向动物园游客的次数就更多了。凯洛格有穿整洁白色西装的习惯，但他第二次和第三次参观动物园可能就不会再这么穿了。

虽然凯洛格没有收集"野人"的排便数据，但一定另有人这么做了。20世纪70年代初，流行病学家A.R.P.沃克（A.R.P.Walke）在南非医学研究所任职，旨在为班图人和其他追求原始生活方式的人提供便利。在沃克游历南非村庄时，他注意到班图的农村经常会出现不成形的粪便。彼之敝履，吾之珍宝。沃克了解到，班图人几乎从未得过西方的消化系统疾病。这是因为他们摄入了大量纤维素吗？这是因为纤维素离开结肠的速度太快而无法对他们的肠道造成伤害吗？

为了探究这些问题的答案，沃克忙碌于给粪便计时：英国人对阵班图人。受试者需要吞下射线无法穿透的小球，然后排放到塑料袋里，塑料袋上注明日期和时间。用X线扫描这些袋子[1]，研究人员便能够准确算出小球需要多长时间完成它们的旅程。消化速

---

[1] 顺便提示一下，沃克指出，"不进行X线检查，通过筛滤也可以用来提取小球"。能做X线，谁还会去筛滤呢？可能是某个在放射科不受欢迎的人吧。基于下述情况，我猜沃克对班图村民提的要求有些得寸进尺。"80%~98%的农村班图儿童，"他惊叹道，"可以根据要求排便。"

度比赛的结果和跑步比赛的结果一样：最慢的那三分之一班图人比最快的那三分之一白人还要快。沃克认为，这是因为班图人吃了大量小米和玉米粥里含有的不溶性纤维。

沃克就是麸皮的背后推手。他的论文以及他的研究伙伴丹尼斯·伯基特（Denis Burkitt）近期发表的论文引发了长达10年之久的纤维热。美国人被迫吃下数量空前的麸皮松饼、燕麦片和高纤维谷类早餐。沃顿引用了1984年的一项调查，该调查发现三分之一的美国人会吃更多的纤维素以保持健康。

目前你已经很少能听到纤维素的消息了。出于好奇，我在PubMed上用癌症和膳食纤维这两个关键词进行搜索，最新的一篇文章发表在2010年的《美国流行病学杂志》（*American Journal of Epidemiology*）上，该研究对3000名荷兰男性进行了长达13年的跟踪调查。结论如何呢？看好了："频繁排便与男性患直肠癌风险的增加相关，而便秘与降低直肠癌风险有关。"对于这个结论，迈克·琼斯并不感到惊讶。医学界从未完全赞同过伯基特的纤维素理论。"他将班图人与有现代生活方式的人群做比较，比如英国海军新兵，他们几乎不吃纤维素，而且都吸烟。"英国人与非洲农村黑人在很多方面都不同，你如何能控制所有这些因素呢？那是一种相关关系，不是因果关系，你得到的只能是一种相关性。

那么我们当时为什么会听到那么多纤维素的消息呢？因为琼斯说，那里有钱可赚："这些东西需要出去买来吃，吃得越多越有钱赚。"沃克和伯基特谱了曲，但一直播放这首曲子的是麦片公司。琼斯说，当他重新审视饮食因素对结肠癌影响的研究时，他发现最明显的决定因素不是摄入多少纤维素，而是摄入多少卡路里。

卡路里摄入越少，风险越低。根据这个结论赚钱可不容易。

再看看这个：最新研究表明，粪便通过肠道的速度越慢，肠道接触脏东西的时间越长，实际上可能越有益。硫化氢也许可以预防炎症以及炎症引起的后果：溃疡性结肠炎和癌症。至少在动物实验里，硫化氢对消化道壁有显著的抗感染作用，这与阿司匹林在肠道里的作用正好相反。阿司匹林和布洛芬可以对抗其他所有地方的炎症，但是除了肠胃，它们在肠胃会引发炎症。印第安纳大学医学院的生理学教授、多篇这类研究论文的作者肯·奥尔森（Ken Olson）说，当阿司匹林或布洛芬与硫化氢一起使用时，它们预防肿瘤生长的效果可能是原来的数千倍，至少在小鼠和实验室肿瘤细胞中是这样。相关人体试验尚未开始。

硫化氢不是魔鬼。在危险和恶臭的背后，硫化氢是一种像氯化钠一样不可或缺的基本分子。无论晚餐吃的是什么，身体的所有组织无时无刻不在产生着这种气体。（最近有一些反对的声音）"它是一种气体递质，一种信号分子，具有巨大的治疗潜力。"奥尔森说。这是目前生物医学最热门的领域。

这整个故事的寓意是：摒弃人类身体的智慧转而投靠偶尔想到或听到的想法并信以为真，这需要无知、傲慢、利益驱动一起共同作祟。我所说的身体的智慧是指数百万年进化过程中的整体优化。尽管心灵对大便有着强烈的抵触，但身体却不知道我们是这么想的。

自体中毒理论还有另一个漏洞：吸收主要是小肠的工作，而非结肠。这就是那个有数百万绒毛的小管子的作用：将营养物质输送进入血液。自体中毒的狂热支持者会反驳说（如约翰·哈维·凯洛格所言）："结肠里的粪便会回到小肠。"但实际上，它们不会。回盲瓣，这个小肠与结肠之间解剖结构上的入口，只能朝一个方向打开。

回盲瓣从错误的方向强行打开虽然也是有可能的，但这种情况不会在日常生活中自然发生。它只会不自然地发生在19世纪的解剖学课堂里的尸体上。一根软管的一端塞进尸体的直肠，另一端与泵相连。从1878年到1885年，有至少5名来自英国、法国、德国和美国的实验人员测试了回盲瓣的功能。"赫什尔（Heschl）在尸体上做了很多实验，他确信回盲瓣可以作为一个防止液体从下向上返流的一个安全完美的屏障。"一篇综述文章的作者如此写道。俄亥俄州医学院的W.W.道森（W.W.Dawson）在13具尸体上进行了回盲瓣测试，其中有12具尸体的回盲瓣都牢牢地关闭着。第十三具尸体的演示记录刊登在了1885年的《辛辛那提柳叶刀与临床》（*Cincinnati Lancet and Clinic*）杂志上。（"从你们的座位上可以看到液体进入结肠时结肠的扩张。"）道森总结说，这是一次反常现象。"回盲瓣无疑是不完美的。"但是他的表演技巧无疑是完美无瑕的。

似乎可以这么说：需要用不自然的液体体积，在不自然的巨大压力下，才能打败英勇的回盲瓣，使液体从后面进入小肠。也许需要的就是一个"快乐美丽生活"的结肠冲洗器。为了清除体内的粪便残留物，热衷于内浴的人把这些可怕的残留物由肠道向上冲洗，使其远离结肠 —— 这片人体构造中吸收能力相对较弱的区域 ——

直接进入专门为吸收这项工作而进化的结构——小肠。

你可能好奇为什么医学界的人会如此孜孜不倦地关注这个问题。他们仅仅是被阶梯教室里的盛大演出所吸引吗？不完全是。这些实验是为了解决一个长期存在的医学争论："经由直肠喂食"的应用价值。

第 15 章　**反着吃：**

消化道是双行道吗？

远至古埃及，近至1926年，无法吞咽食物的病人不得不放弃进食。而"营养物灌肠"是这些患者最后的活命手段，否则他们就会饿死。虽然说出来你可能不信，但医学界普遍接受了这种做法，人们甚至可以买到现成的制剂。你能在杂志上看到他们的广告，偶尔还附有顾客的推荐辞（比如来自1859年一位满意的病人的好评，他说直肠咖啡①和奶油比其他任何注射剂都能更好地缓解"极度干渴"）。

詹姆斯·加菲尔德（James Garfield）总统是直肠喂食的代表人物。1881年，加菲尔德的肝脏被刺客的子弹穿透，不久之后又被D.②W.布利斯（D.W.Bliss）医生没洗的手和不干净的仪器接种了一剂细菌。加菲尔德从8月14日中枪到9月19日去世，这位日渐虚弱、总是恶心干呕的国家元首在布利斯的指示下，什么都没有吃，只摄入了美国卫生局局长药房制备的营养素灌肠剂。

---

① 但别用滚烫的咖啡啊。那时流行的咖啡灌肠法已经让不止一个人因为部分烧熟的结肠而进了急诊室。我是从一位经验丰富的急诊室护士那里听到的。"你根本想不到人们会对自己做什么，"她在一封电子邮件中写道。"直到你发现两腿之间长出一根藤蔓，才意识到自己忘了把用来做子宫托的土豆取出来？心血来潮决定在浴室镜子前给自己的鼻子整形，用的软骨是昨晚晚餐吃剩的鸡肉软骨？你真的是想象不到。"

② "D"代表"Doctor"（译注：英文意为医生）。加菲尔德的医生是医生·威拉德·布利斯。由于时间久远，布利斯父母用新英格兰医生塞缪尔·威拉德（Samuel Willard）的名字给孩子取名的原因已无法查清。他们似乎把医生的职位头衔错当成了他的名字，因为他们没有按照惯例给他们的儿子起名为塞缪尔·威拉德·布利斯（Samuel Willard Bliss），而是给他取名为医生·威拉德·布利斯（Doctor Willard Bliss）。也许是为了让自己的生活变得简单点，这个男孩进入了医学界，虽然他似乎缺乏天资以及医生的职业道德。据称布利斯除了加速了加菲尔德的死亡（并且支付了一张25 000美元的账单，约等于现在的50万美元），还雇佣了从未受过训练的内阁成员的妻子当护士。不过无论发生什么意外，即使他被吊销行医执照，他也永远是医生·布利斯。

以下是美国卫生局局长助理C.H. 克兰（C.H.Crane）的"直肠牛肉提取物"配方："将三分之一磅新鲜牛肉剁碎，浸入14盎司经过软化的凉水中，再添加几滴盐酸和一点点盐……。蒸煮一小时到一小时一刻钟后，用筛子过滤。"随后再加入一个蛋黄，还有两打兰①牛肉蛋白胨和五打兰②威士忌。

为一个尝不出味道的人做饭的好处是同样的菜可以一遍遍地上，丝毫不会收到任何怨言。或者说没有通常会听到的那种抱怨。直肠进食的一个缺点是身体散发的热量会导致食物很快腐烂变臭。加菲尔德总统和他的护士们忍受了5天含硫的屁，因为屁太过"讨厌和难闻"，所以蛋黄从食谱里被剔除了。牛血同样也需要剔除。一位医生哀叹腐烂的血液散发出的气味太臭了，臭味弥漫到整个房间。直肠菜单上的另一种常见食物牛肉汤，也为细菌创造了最佳条件。（在琼脂被广泛用作实验室培养基之前，研究人员都用牛肉汤作为培养基。）灌肠喂食后的直肠就是一个高效的微生物培养箱，一个体内培养皿。

更糟糕的是，如果灌肠喂食灌得太快可能会触发灌肠的传统目的。（我猜这和喂婴儿差不多。不过应该把围嘴挂哪里呢？）1882年，一位学识渊博的《英国医学杂志》（*British Medical Journal*）投稿人写道："无须多言，注射营养素之前应该确保直肠是空的。"他还推荐了饭前清洁类灌肠产品。

解决这个问题的一个办法是将食物与蜡和淀粉混合制成栓剂。

---

① 译注：约为 3.5 克。
② 译注：约为 18.5 毫升。

布利斯在《经直肠喂食》（*Feeding per Rectum*）①中写道，这样做的另一个好处是患者不需要被关在医院，他们可以自己喂自己。他充满热情地说，"这种方法非常方便"。它是直肠营养的有机能量棒。不过布利斯紧接着警告说："在某些情况下，由于直肠的应激性，整个栓剂都会被退回。"在整个医学史上，还有比这更温柔地描述排泄的委婉说辞吗？不好意思打扰一下，给你，我要退掉这个。

最终，赫什尔、道森和其他研究人员出现了，他们用软管灌洗尸体，发表了他们的论文。回盲瓣实验清楚地表明：小肠——这个营养吸收的家园——在正常、非水力冲击条件下，通过反向路径无法到达。这就是为什么准备肉食灌剂时往往要加一些切碎的胰腺，目的就是胰腺酶能将蛋白质分解成更容易被结肠和直肠吸收的物质。

直肠喂食能提供营养物质吗？还是只能补充水分？什么营养物质，以及有多少营养物质能被吸收呢？科学家们进行了一系列研究，很快他们发现，结肠和直肠不能吸收大分子：脂肪、清蛋白、蛋白质，这些物质几天后都被退回了。盐和葡萄糖，某些短链脂肪酸，某些维生素和矿物质，它们在一定程度上留在了体内。除此之外还有少量别的物质。营养素吸收有90%都是在小肠中进行的。直肠餐或许能够延缓死亡，但说它们能维持生命就太夸张了。

有趣的是，梵蒂冈在17世纪就曾提出过类似的实验。教会旨

---

① 为什么要写一整本关于直肠营养的书？布利斯说，这是因为它比任何爱情故事都有意思。

在为那个纠缠不休的问题寻找答案:"直肠食用牛肉肉汤能否算打破大斋期的禁食条例?"在教会内部这是一个有争议的话题。那时药剂师的灌肠牛肉汤生意很红火,专为修女和其他虔诚而饥肠辘辘的天主教徒提供,天主教徒们发现灌肠喂食能帮他们撑到午饭时间。梵蒂冈关于守斋食物的规定为"从外部进入口腔,咽到胃里的可消化物"。按照这个定义,灌肠剂严格来说不算开戒[①],但修道院的灌肠剂狂热迫使梵蒂冈重新审视了这个问题。有人提议开展一项验证实验,实验要求志愿者只进行直肠喂食,如果志愿者活下来了,那么灌肠剂就被视作食物,因此需要被禁止,如果没活下来,则对食物定义保持不变,但进行直肠喂食的人需要更有力地忏悔。最后,没人愿意当志愿者。意大利医学历史学家A.拉比诺(A. Rabino)写道,修女们"丝毫没有良心不安,继续欢迎着灌肠剂进入她们的细胞"。

由于结肠的吸收能力有限,优质营养物质每天都会流失。小肠只有在食物运到结肠前的那段时间内可以吸收营养物质。结肠中的细菌会分解它们有能力分解的东西,并在分解过程中产生维生素和其他营养物质,但由于结肠不具备吸收那些馈赠的本领,其中一些物质就被排到了体外。

这个话题是我与AFB国际(还有本书第二章)的宠物食品科学家帕特·穆勒(Pat Moeller)在一次谈话中提到的。穆勒对犬科

---

① 祭司《庆祝弥撒》(*Celebration of Mass*)手册很贴心地列举了其他在理论上不会打破禁食规定,或许可以进入消化道的物质:漱口用的漱口水,吞下的指甲、头发和嘴唇上皲裂的皮肤,以及来自牙龈出的血。

动物令人困惑的自食粪性（auto coprophagia）习惯提供了一种解释。"如果你仔细想想，在某些情况下，一只吃屎的狗或许是在获取流失的营养物质"，通过把一顿饭两次穿过小肠来实现。

对动物王国里的某些动物来说，自己产生的粪便通常就是它的"第二道菜"。啮齿类动物和兔子体内的维生素B、维生素K完全由它们的结肠（那里面生活的细菌）产生，那些自己制造的小球就是一颗又大又软的维生素。而这将我们引向了理查德·亨利·巴恩斯（Richard Henry Barnes），以及营养学历史上鲜为人知的一章。

理查德·亨利·巴恩斯是康奈尔大学（Cornell University）营养学研究生院1956—1973年的院长，美国营养学会主席，他也是第一个正式研究吃屎课题的学者。我找到一张巴恩斯的照片，是他的"食粪癖的营养学意义"论文刊登在《营养综述》（*Nutrition Reviews*）的那个时期拍的。他的发际线停留在太阳穴处，金色的头发梳得紧贴脑壳。他的眼镜是20世纪50年代后期流行的那种双色渐层牛角边框眼镜。艾德·哈里斯（Ed Harris）的形象就很贴合。巴恩斯从任何方面看都不像是一个会打破传统的人。他的一位同事在巴恩斯的讣告中追忆道："我最尊敬迪克①的品质之一，就是他以完全开放和客观的态度来处理社会和政治敏感问题。"

巴恩斯对啮齿类动物自食粪性最初的兴趣源于他想阻止它们这样做。和那个时代的其他营养学家一样，巴恩斯沮丧地发现，他精心控制的饮食研究屡次因研究对象擅自改变食谱而失败。他之

---

① 译注：理查德的昵称。

前的研究人员曾尝试把笼子底部做成钢丝网状，这样粪便颗粒就可以从笼子里掉下去。结果证明，这个方法效果有限，因为引用巴恩斯的话说："粪便还在肛门处向外挤的时候就被吃掉了。"网状笼子里的老鼠仍然会吃掉它们"总产出"的50%～65%。

不久之后，巴恩斯对啮齿类动物食入产出物的兴趣盖过了最初对营养成分的兴趣。1957年，他在一篇名为：天啊（holy shit）[①]，美国国家科学基金会（NSF）资助的研究论文中写道："在大鼠中，作为获取大肠合成的营养物质的一种手段，食粪癖的贡献一直是我们这个时代的营养学谜团之一。"

巴恩斯首先记录了大鼠排泄物在它们日常饮食中的精确占比。他把小塑料瓶的瓶颈做成"粪便收集杯"，套在老鼠的尾巴和臀部上。通过这个实验，我们可以一睹理查德·亨利·巴恩斯的勤奋和创造力。国家科学基金会的一部分拨款用来支付带锯、福斯特纳牌（Forstner）钻头、木凿子、苏格兰人牌（Scotch）透明胶带、金属带、橡胶管和惠顿塑料公司生产的三种不同尺寸塑料瓶的费用。他每天把杯子里收集到的粪便倒在饲料罐里喂给它们吃，我脑补着这种饲料罐有个银色的保温盖，巴恩斯用夸张的动作亲自把盖子掀开。巴恩斯发现，这些大鼠每天会吃掉45%~100%的排泄物。他进一步指出，如果人们阻止大鼠的这种行为，它很快就会缺乏维生素B_5、维生素B_7、维生素B_{12}和维生素K、维生素B_1、维生素B_2以及某些必需脂肪酸。

4年后，皇家珀斯医院生物化学系和动物研究所（Department

---

① 译注：原文 holy shit 直译为"圣神的屎"，此为双关语。

of Biochemistry and the Animal House at Royal Perth Hospital）的
科学家B.K.阿姆斯特朗（B. K. Armstrong）和A.索夫特利（A. Softly）
发现，阻止大鼠吃它们的第一轮排泄物会严重阻碍大鼠的生长发
育。在为期40天的实验里，不能吃排泄物的幼鼠体重只增加了
初始体重的20％，而没受到阻碍的对照组体重增加了初始体重的
75％（两组实验大鼠也都吃了其他食物）。阿姆斯特朗和索夫特利
没采用巴恩斯的"粪便收集杯"，而是发明了他们独特的进食约束
方法。为了省去不停排空和更换粪便杯的麻烦，我们用了一件外
套来防止大鼠够到它的肛门。

　　"用了一件外套"是一种谦虚低调的说法。他们不仅画了样图
（收录在期刊论文里），还买了软包皮革。"修剪V形尾部开口避免
遮挡阴茎或阴道。调整系带使之牢固而不紧绷，绳子在尾部系成
蝴蝶结状。最后用精细手术剪做最后的调整。"这件外套的描述听
起来很像精灵鼠小弟的衣服，但当你翻到展示"穿外套防止食粪
的大鼠"那页就不会这么认为了。皮革是黑色的，这里所说的外
套实际上是一件背心，沿着大鼠的身体中线用系带系着，看起来
就像束身胸衣，再加一个黑色皮革衣领就是外套的全部。突然间，
"约束"有了一种全新的意味，我开始好奇下班后的动物研究所里
会发生什么。

　　巴恩斯将自食粪性比作反刍：把一顿饭物尽其用的另一种策
略。牛会把一口食物反复咀嚼吞咽40~60次，使食物与瘤胃细菌
的接触面积大大增加，从而最大限度获得食物的营养。事实上，自
食粪性的另一个术语是"伪反刍"（pseudo-rumination）。这个词
一定是由一位兔子爱好者发明的。兔子是顽固的自食粪者，它们的

主人对此有些不舒服。兔子的第一轮体积较大、硬度较软的粪便颗粒①有一个特殊且听起来不像粪便的名称：盲肠便（cecotropes）。"是盲肠便（cecotrophy），不是食粪性（coprophagy）"，一篇期刊论文的标题啧啧反对道。

巴恩斯勇敢地继续说道："似乎大多数非反刍动物都对粪便有着贪婪的胃口。""这种做法是一种十分正常的营养行为，大肠在功能上理应位于肠道的吸收区域之前。"换句话说，食物第二次到达小肠才算真正到达了吸收的终点。

我相信自食粪性就像巴恩斯所说，"对于大鼠、小鼠、兔子、豚鼠、狗、猪、家禽和其他动物来说都属于正常行为"。但是，理查德，"大多数非反刍动物"？

先来看看我们的近亲。我给爱荷华州立大学（Iowa State University）灵长类动物学家吉尔·普鲁茨（Jill Pruetz）发了封电子邮件，她在塞内加尔丰戈里河（Fongoli River）地区对黑猩猩进行研究，2007年我为一家杂志做过一篇她工作的介绍。巧的是，普鲁茨和她的同事帕科·波托拉尼（Paco Bertolani）刚刚就自食粪这个主题准备发表一篇论文。她回邮件说："我不想把丰戈里黑猩猩看作是吃屎的动物，但你能怎么办呢？"你可以称这种行为为"种子的重摄取"。理论上讲，这是准确的：他们说丰戈里黑猩猩不会食入粪便基质，他们会把粪便排在一只手里，然后用另一只手或嘴唇从粪便中取出种子。不过让人欣慰的是，它们做完这件事

---

① 鉴于兔子与它们粪便颗粒的情况，我觉得兔粮生产商应该避免使用"颗粒"（pellets）这个词。比如说，当 Kaytee 品牌吹嘘："兔兔们喜爱的高质量、营养丰富的颗粒食物"时，我想到的并不是兔粮。

后会在树皮上摩擦以清洁嘴唇。

普鲁茨团队观察到，只有在猴面包树和豆科植物的种子因过硬而无法咀嚼的那几周时间里，才会出现种子的重摄取现象。在此期间，种子外壳需要通过消化道两次才能溶解，释放出种子籽粒中的蛋白质和脂肪。坦桑尼亚哈扎族（Hadza）部落的妇女用类似的方法从狒狒的粪便中获取软化的猴面包树种子，然后清洗、干燥，最后捣成面粉。

在你准备对黑猩猩和哈扎部落趾高气昂之前，你需要知道这一点：世界上最昂贵的咖啡豆（至少200美元1磅）是那些经过麝香猫（一种原产于印度尼西亚的类似猫的动物）消化道的咖啡豆。据说，这种动物的消化酶会使咖啡豆的味道变得更香。这个行业利润丰厚，甚至催生出伪造麝香猫粪便的市场。这些伪造的麝香猫粪是用普通咖啡豆和一种稠度相似的粪便基质与胶水调制而成。

种子的重摄取在食物匮乏的大草原上最为常见，不过在热带雨林里也时有发生。普鲁茨的论文引用了其他研究人员观察到的野生山地大猩猩食粪行为。研究人员对这种行为不知做何解释，因为这些大猩猩的周遭环境相对富饶，他们猜这可能与人们在隆冬早晨想吃碗热乎乎的谷物粥的原因是一样的。普鲁茨在电子邮件中写道："他们提出，山地大猩猩可能喜欢在低温期或暴雨时节吃些暖的东西。"

现在，带着深深的歉意，是时候来谈谈智人了。1993年的一项研究"人类的行为方式类似于营养缺乏的动物"的研究对象是三名住院病人巴特（Bart）、亚当（Adam）和科拉（Cora），他们都患有严重的发育障碍。查尔斯·布格尔（Charles Bugle）和H. B.鲁宾

（H. B. Rubin）通过让这三名病人服用一种名为Vivonex的营养补充饮料，成功地改掉了他们的自食粪癖。研究人员推测，这一人群通常有多重障碍，他们可能缺少某种东西，使他们更难消化或代谢饮食提供的所有营养素。不管这是不是真的，一杯Vivonex要比其他机构的研究人员曾尝试的一些替代策略更可取。特别是那些"以有无粪便决定是否允许病人洗澡来治疗粪症和粪便涂抹症"的治疗方式，你会发现这类办法很快就行不通了。

有一类物质，即使在今天，也偶尔需要直肠来吸收。药物通过这种方法摄入比口服见效更快，部分原因是它们绕过了胃和肝脏。鸦片、酒精、烟草、佩奥特碱①、发酵的龙舌兰汁，所有这些都可以从直肠摄入。对于某些南美洲的致幻剂，直肠途径还可以避免口服途径引起的呕吐反应。彼得·弗斯特（Peter Furst）和迈克尔·科（Michael Coe）为1977年3月刊的《自然史》（*Natural History*）杂志着实增添了不少生气，他们在文章中描述了在那之前从未被人注意到的经典玛雅文化中"令人迷醉的灌肠剂"的重要性。这一发现来源于一个大约公元3年的玛雅彩绘花瓶，它此前被私人收藏着。花瓶上绘着一名头戴精致尖头帽但没穿裤子的男人，他臀部抬起，像猫一样蹲伏着，旁边跪着一个人举着一个管状物对着他的肛门。另外还有一个男人蹲着，自己给自己注射。

花瓶的重见天日使人们恍然大悟。以前玛雅艺术中令人费解的场景和物体的意义突然明朗了。以弗斯特和科列举的在墓穴里

---

① 译注：从佩奥特仙人掌中提取的致幻剂。

发现的小泥塑为例：一个蹲着的男人手伸到后面，像是在擦拭自己。专家们原先对此迷惑不解，为什么要把他们爱的家人和玛雅版小于廉（Manneken Pis）埋葬在一起呢？现在人们清楚了，那个人在进行狂欢仪式呢。花瓶上的图像无疑也帮我们破解了另一个谜团：手工凿制粗糙的火鸡涂料滴管 —— 一端装有动物膀胱或鱼鳔的中空骨头 —— 是做什么用的。这种物品在南美洲和中美洲的考古发掘中随处可见。"南美洲的印第安人，"弗斯特和科观察到，"是已知最早使用天然橡胶树汁做球状灌肠注射器的人。"

花瓶上的图案是否可能只是在描绘通便过程呢？弗斯特和科在文章中回答了这个问题，他们坚称只有"旧世界灌肠"（Old World enema）的参与者才会关注自己有没有便秘。（有时候过于关注了。作者指出路易十四在位期间进行过两千多次灌肠，有时还在灌肠过程中接待朝廷官员和外国政要。路易家族对注射器的热爱可以追溯到路易十一，他甚至曾给自己的狗注射过灌肠剂。）

这条南部通道在下毒时也具有优势：通过避开味蕾以及宫廷试吃员（如果这群人真的存在的话），凶手可以加大剂量而增加得手概率。一些历史学家认为罗马皇帝克劳狄一世（Claudius）就是在他第四任妻子 —— 年轻又迷人的小阿格里皮娜（Agrippina）—— 的指使下，这样被害死的。从表面上看，暗杀是出于政治动机：小阿格里皮娜急于让她与前夫生的儿子成为罗马皇帝。但也许还有这个原因，借用苏维托尼乌斯（Suetonius）的文字："他的笑声很不得体，他的脾气更是令人厌恶，他口中堆着白沫，鼻涕直流。他说话还结结巴巴，脑袋不停地晃荡。"原因可能还有这段摘自 1942 年 9 月 5 日的《美国医学会杂志》中的一句："克劳迪亚斯皇帝长期被胃肠胀气所困扰。"①

到目前为止，所有历史记载中最奇怪的逆向运输是圣水灌肠。我第一次看到圣水灌肠这个说辞是在一本艺术杂志上，杂志捎带说了一嘴圣水灌肠剂是驱魔人宝贝库中的常规武器。这还是有一定道理的：能把圣水直接泵入被魔鬼附身的人的体内，还往他们身上洒圣水做什么？为了证实这一做法是否可行，我给美国天主教会总部——美国天主教主教会议（United States Conference of Catholic Bishops）的公共关系办公室发了封邮件。毫不意外，他们没有理睬这封邮件，于是我又回到那本艺术杂志寻求答案。我查阅了那篇文章的参考文献，订购了其中一篇，还雇了一个翻译，因为那篇文献发表在意大利医学杂志上。

据这篇文章的记载，圣水灌肠是一个有关珍妮·德·安吉（Jeanne des Anges）的个案，她是17世纪初法国卢丹（Loudun）乌尔苏琳女修道院（Ursuline Convent）的院长。德·安吉声称，一个落拓不羁潇洒迷人的高级教区神父，于尔班·格朗迪耶（Urbain Grandier）出现在她的梦里，爱抚她，试图引诱她。神父对她的引诱似乎成功了，因为修道院里的静思冥想氛围总是被女修道院长夜间性狂乱的尖叫声所打破。于是教堂立即下令执行驱魔仪式。

为什么不让被魔鬼附身的人直接喝杯圣水，而是非要从直肠注入呢？一个原因是罗马天主教最原始的"圣水祝福"（Blessing of the Holy Water）仪式包括往水里加盐。不管这种做法的起源是什

---

① 这就解释了为什么要立法通过一条奇怪的法令"罗马人在公共场合放屁没必要遮遮掩掩"。

么，它产生的效果是使水不可饮用。①

另一个原因是："经过多日驱魔尝试，神父从被附身的女修道院院长那里得知，魔鬼把自己关在了……"念到这里，我的翻译停下来了。她凑近纸张，用手指着字读到"…… *il posteriore della superiora*②。她的屁股里！"

驱魔人意识到情况已经超出了他的专业范畴或者说超出了他的舒适程度，于是他向外界寻求帮助：他找到了药剂师"亚当先生"（Signor Adam）和他的注射器。（灌肠剂在当时属于药剂师的管辖范围，而且在他们的收入中占了相当大的比例。）亚当先生将注射器装满圣水，然后用他惯用的技巧将奇迹灌肠剂注入女修道院院长体内。两分钟后魔鬼就仓皇逃走了。

在所有描写卢丹女修道院这场喧闹的书中，有一段1634年翻译的"目击者"的叙述使这个故事变得更充实更具体，虽然里面没提到亚当先生或是直肠驱魔。于尔班·格朗迪耶被判犯有巫术罪，最后被绑在火刑柱上烧死了。大多数资料都认为他是被德·安吉斯和一名与他敌对的神父相勾结而陷害的。这种"着魔"事件在于

---

① 那么圣水可以喝吗？没有一个明确的答案。我联系的一位神父指出，圣水是洗礼用水，用于祝福和浸泡，而非饮用水。但是另一个神父告诉我有一个叫McKay Church Goods 的网站，该网站销售五种不同型号的"圣水罐"：6加仑的立式自动取水装置，带有按钮式龙头，类似于办公室的饮水机，不过顶部有一个十字架。一定会有教区居民喝圣水，也一定会有神父不希望他们喝。在加利福尼亚州卡特勒的圣玛丽教堂（St. Mary s Parish），这两拨人都存在。1995年，安东尼·桑乔 - 波伊尔斯（Anthony Sancho-Boyles）神父为了阻止人们接圣水喝，用了在圣水中加盐的老办法。一位妇女在接下来的礼拜日抱怨说，她早上用圣水煮了咖啡，现在她的咖啡尝起来怪怪的。

② 译注：原文为意大利文。

尔班·格朗迪耶被处决后仍持续了几年，蔓延到了其他16名修女身上，这所修道院还变成了当地的旅游景点，"她们的表达方式如此的不雅，连最放荡的男人也会感到羞耻，而她们暴露自己和淫荡邀请的行为，能让这个国家最低级妓院里的常客都大吃一惊。"这些都是可以理解的。

我的翻译拉菲拉（Rafaella）对我雇她阅读的材料的反应是，"对不起，不过我觉得他们应该允许修女发生性行为。"或者至少偶尔进行一次圣水灌肠。

大约在医生开始通过"另一张嘴"（这是马特博物馆馆长安娜·多迪对肛门的称呼）供应晚餐的时候，一种被称为"反蠕动"（antiperistalsis）的现象开始在医学杂志里出现。这种现象与呕吐时猛然短暂的逆蠕动（reverse-peristaltic）不同，在逆蠕动呕吐时，小肠将其内容物向上挤压到胃部，随后胃的括约肌张开，食物向上溢出。这是一种正常现象。

反蠕动不是一种正常现象。"8天以来，这个人每24小时至少呕吐一次，有时会呕吐两次，她吐出的是真正的粪便：固态、圆柱状、棕色、带有正常粪便气味，明显是来自大肠。"病人是一名年轻女子，1867年因一阵癔症性抽搐发作住进了拉布阿谢尔（Lariboisiere）的一家医院，由雅库（Jaccoud）医生主治。这并不是所谓"经口排便"（defecation by the Mouth）的第一个病例，1900年，古斯塔夫·兰格曼（Gustav Langmann）总结了可信度差异颇大的18个病例报告。

雅库医生认为他的病人患有肠梗阻。当肠道被消化物撑到快要涨爆时，一种叫作"粪便性呕吐"（faeculent vomiting）的紧急措施就会介入。不过这种情况的呕吐物是液态的，因为它们来自小肠。已成形的粪便不会从结肠上端排出。

这位患者除了经口排便之外没有出现其他危及生命的梗阻症状。"除了经口排便带来的一阵恶心外，"雅库指出，"病人照常进食，身体状况与健康无异。"似乎她唯一的症状就是东西在反向运输。雅库的同事怀疑他被骗了。经口排便承袭了胃蛇和生产活兔（后来证明兔子只是被藏到了那女人的裙子里）的传统，是一项精彩绝伦的表演。专家们会长途跋涉来看这种水平的奇观，对于那些渴望得到关注或孤独或被忽视的病人来说，这正是医生开的处方。

1889年，古斯塔夫·兰格曼对一名所谓的"反向排便者"（reverse-defecator）进行了监测。这是一位21岁的教师，姓名缩写为N.G，因反复呕吐在纽约德国医院（German Hospital of New York）断断续续住院了一年多。那年5月18日，目击者称她吐了一颗麦丽素球大小的"硬粪块"（hard scybala）。兰格曼在他的论文中写道："现在似乎是检验物质从直肠运送至口腔真实性的有利时机。"

上午11点01分，兰格曼医生将一杯掺有靛蓝染料的水注射进病人的直肠。蓝色粪便走了它该走的道，也就是说它是从那个通常出现的方向出现的。几天后，一名护士报告说，在这名病人的枕头下发现了"一些用纸包着的硬粪块"。兰格曼写道她后来在另外两家医院也试了她的"伎俩"。

人类不是通过他们吃饭的那个开口来排便的。那是专门为刺胞动物（cnidarians）①保留的特长，最有名的例子是海葵和水母。

导致"反蠕动"这一困惑的原因是正常肠道蠕动实际上也是双向的，它是一个混合函数。消化物循环得越好，与绒毛接触的营养物质就越多。虽然运动的总体方向是向前的，但正如迈克·琼斯所说，它是一种"前进两步，后退一步的现象"。

在医学文献中通过反蠕动这个关键词来检索，你会发现手术史上有一个短暂而奇特的阶段。1964年，北加州的一个医生团队采取了一种野心勃勃、打破传统的方法来治疗慢性腹泻，提高营养素吸收率。为了减缓消化物的前进速度，他们切下一段6英寸长的小肠片段，将其倒转过来，然后缝合回原位。

琼斯指出，人的身体有以它自认为合适的方式进行自我重构的倾向。1984年的一项研究追踪调查了4名接受过那种缝合手术的患者，他们的腹泻均在两年内复发了。

对于病情不严重的病人，换个思考角度也许会有所帮助。"当我看有轻微腹泻的病人时，"迈克尔·莱维特告诉我，"我会说，'你应该庆幸自己没得便秘。'"

---

① 发音为"nidarians"。但不要与网页游戏《空石遗迹》（ *Remnants of Skystone* ）的高端玩家 Nidarians 相混淆。刺胞动物身上覆盖着刺细胞，而 Nidarians 身上覆盖着紫色的霉菌，并有"每个级别有两次额外的攻击""使用孢子时打九折"以及"更多烘焙和酿造的可能性"的权力。

第 16 章　　**我堵住了：**

猫王的巨结肠症，以及其他关于

便秘致死的沉思

列宁墓在公共纪念墓碑中显得与众不同，因为它展示的是列宁真实的遗体。于是，它不仅吸引了那些慕名而来希望表达敬意的游客，还吸引了其他仅仅是出于好奇的人，比如我。无论是哪类情形，面对死亡都需要恭敬的沉默，因此很难区分这个人是来哀悼的还是来凑热闹的。我在参观费城马特博物馆里一位名为J.W.的男子的遗体时想起了列宁墓。J.W.的遗体放在玻璃陈设柜里，周围打着柔和的灯光，陈列柜被参观者呆若木鸡但难以言说的表情包围着，整个氛围寂静又恐怖。

J.W.展柜中展示的不是他的全部遗体，里面只有他的结肠。这个玻璃柜比装列宁的那个玻璃柜大不了多少，这说明了两件事：一是弗拉基米尔·伊里奇·列宁（Vladimir Ilyich Lenin）是个小个子，二是J.W.的结肠十分庞大，最膨胀处的周长有28英寸。我记得当时我站在那儿想："这个结肠和我穿同样尺码的牛仔裤。"它旁边摆着一根正常的结肠作为参照物，周长大概是3英寸。

J.W.是怎么了？答案是先天性巨结肠病（Hirschsprung's disease）。当J.W.还是胚胎的时候，沿结肠铺设神经的过程逐渐减弱，最后那段结肠完全被遗漏了。于是，推动物质通过肠道的收缩波和扩张波，即肠道蠕动，就在那里停止了。消化物因此会在那里堆积，等到堆积的压力大到一定程度才能将消化物强行挤出去。这种强行挤压可能每隔几天发生一次，也可能需要几周的时间。无神经结肠下端会因过度扩张而受到损伤，变成一个软塌塌、又迟钝又肿胀的东西。巨结肠最终可能会因占据太多空间而开始欺负其他器官，使深呼吸都变得困难。J.W.的心脏和肺部被向上向外推挤，肋骨都被推到了一边，从躯干那里水平突了出来。

如果不做手术，J.W.这样的巨结肠就会占据体内所有空间。如果这个标本足够壮观，它就会被送到博物馆，在医学史上占据一席之地，而它的主人则会渐渐淡出人们的视野。1902年发表在《美国医学会杂志》上的K先生的巨结肠也是如此。这篇文章附的一张照片里，巨结肠躺在看起来像是病床的地方，它长得太大以至于仿佛完全取代了K先生，医生和护士照顾的是它，给它换床单，给它把饭菜放在托盘里，把折好的吸管放进它的姜汁汽水里。而对于可怜的K先生，我们只知道他住在南达科他州的格罗顿（Groton），他的其他信息都列在了尸检报告和可怕的医生协助排泄时间表里。撇开医学不谈，我们从这些信息中了解到K先生有一个家庭，而且他们似乎都很关心他："6月22日，医生接到报告说他排出了一桶正常的粪便 …… 全家人都很高兴。"

马特博物馆的馆长安娜·多迪（Anna Dhody）带我去了博物馆的地下室[1]，看看我们能查到什么关于J.W.的信息。J.W.的档案里保存着病态解剖学演示者亨利·弗玛德（Henry Formad）撰写的一篇1892年4月6日在费城医学院发表的论文。弗玛德除了监督了J.W."冗长的尸检"外，他还采访了J.W.的母亲。他妈妈回忆说，J.W.的"排便障碍"和腹部肿胀在他2岁时就已经很明显了，这表明他患的是先天性巨结肠症。J.W. 从16岁起开始外出工作，起初在一家铸造厂，后来在一家炼油厂。与此同时，他的肚子一直在膨

---

[1] 去地下室并不像听起来那么令人兴奋，因为多迪已经将那些"诡异又有趣"的东西全都摆在了外面。比如，用干燥的痔疮做成的项链和一罐皮肤（被一个有抓痕障碍的人的室友送过来的，挠下来的皮肤放进了 Trader Joe's 的草莓蜜饯罐里，上面附着一张纸条："请回收"，我猜指的应该是那个罐子）。

胀。在他去世前不久拍摄的一张照片中，他站在木地板检查室内，身上除了医院的拖鞋、松松垮垮的白袜子和长了几天的胡子外，什么也没穿。他直视镜头，神态冷静又有些许挑衅。想象一下这个画面，最大的啤酒肚、超过预产期时间最长的三胞胎长在了瘦弱单薄多节的四肢上，看起来就像是矮胖子①（Humpty Dumpty）和奥利佛·奥尔（Olive Oyl）②的私生子。为了更好地在胶卷上捕捉这个伟大的躯体，摄影师让J.W.把一只手举到头顶。这个性感暴露的姿势会吸引你的注目，但其他的一切都在告诉你，把视线移开。

J.W.的体格在他20岁时就已经变得十分奇特，他因此被费城的老九街和拱门街博物馆（Ninth and Arch Museum）的怪诞秀雇用。博物馆的一楼摆放着游乐场的大力士游戏和哈哈镜，我想象着J.W.在休息时于哈哈镜旁徘徊，调整自己腰身的位置，苦中作乐地欣赏自己变成正常身材的样子。J.W.在怪诞秀上展出时的诨名为气球人（Balloon Man），与他一同展出的还有来自明尼苏达州的毛茸茸婴儿（Woolly Baby）③，以及其他各种各样的人类和动物奇葩。

弗玛德在文中没提到J.W.的情绪状态，只是说他未婚而且爱喝酒，我觉得后者情有可原。

"与排便相关的猝死"不一定需要巨结肠，但它会起到促进作用。J.W.29岁时被发现死在了他常去吃晚饭的那家酒吧的卫生间

---

① 译注：《鹅妈妈童谣》中的角色。
② 译注：动画《大力水手》中男主角波比的女友。
③ 奇怪的是，选作大楼外部广告牌的怪诞秀展出是"年轻女子篮球运动员"。

地板上。尸检报告称他当场死亡，但没有证据表明他是死于心脏病发作或者中风。同样地，据人们说，我们的K先生凌晨2点在用力排便时死亡。

"那就是猫王的死因。"阿德里安娜·诺伊（Adrianne Noe）说。诺伊是国家卫生和医学博物馆（National Museum of Health and Medicine）的馆长，这个博物馆也有自己的巨结肠，这个巨结肠来自一个不明身份的主人。就在我们快挂电话的时候，埃尔维斯·普雷斯利［猫王（Elvis Presley）］突然出现在我们的谈话中。诺伊说，有一天她站在巨结肠展览旁，一位参观者告诉她，埃尔维斯也有一个巨结肠。这名男子又补充道，普雷斯利一生都在与便秘做斗争，他的母亲格拉迪斯（Gladys）在他小时候不得不给他"手动通便"。他说这就是为什么埃尔维斯和他母亲如此亲近。

接着是一阵寂静。"真的吗。"

"他是这么说的。"

我之前听说过普雷斯利死在了马桶上，但我本以为这个地点纯属偶然，就像朱迪·加兰（Judy Garland）和莱尼·布鲁斯（Lenny Bruce）一样：典型的名人嗑药过量的尴尬场面。但是"排便困难"理论还是有一定道理的。在这三个尸检中——分别是J.W.、K先生和E.［猫王（Elvis）的亲友对他的称呼］——他们都是突然倒下，同样都没发现明确的死因。（尽管猫王的血液里检出了几种处方药的痕迹，但没有一种是致命量。）而且猫王的尸检清楚地显示出他的结肠是正常结肠的2~3倍大。

在猫王去世的那段时间，没有人把他的死归咎于结肠或是使劲排空结肠。直到几年后，负责此案的验尸官丹·沃利克（Dan

Warlick）提出了巨结肠/排便困难理论，才使得人们重新审视猫王的死与结肠的关系。猫王的私人医生乔治·"尼克"·尼可波洛斯（George "Nick" Nichopoulos）是沃利克理论的忠实拥趸。尼可波洛斯因给猫王用药过度而饱受诟病，许多粉丝将猫王的死归咎于他。他写了一本回忆录，主动接受了媒体的采访，但似乎很少有人愿意听他。这些资料还是我在一个兜售草药便秘疗法的网站上无意间发现的。该网站"便秘新闻"分类下的头条（也是最后一条）是一篇题为"猫王死于便秘"的短文。

为什么结肠无力理论在之前没被提出来呢？尼可波洛斯说，他当时从未听过这个理论，就连20世纪70年代给猫王治过胃肠病的医生也没听过。尼可波洛斯说："当时没人知道它。"

我记得在查尔斯·泰瑞尔（Charles Tyrrell）的一本书中读到过，从历史的角度来看，人们对结肠的排斥与厌恶一直阻碍着这个器官医学知识的发展。他声称18世纪和19世纪的解剖学教师会因为大肠的气味和污秽而从尸体上迅速将其切除然后扔掉。美国国家医学图书馆（National Library of Medicine）的历史学家迈克尔·萨波尔（Michael Sappol）写过大量关于解剖学历史的文章，他也说听过这件事。这些种种让我不禁好奇：对肠道的反感会延缓对肠道疾病治疗的发展吗？排泄禁忌会阻碍科学研究、讨论和媒体关注度吗？

我记得很多年前在旧金山坐公交车时看到一则有关肛门癌的公益广告，上面写着"那种没人谈论的癌症"。我之前从来没听说过这种癌症，而且在那之后的15年里，我也再没遇到过它。直到我在写这段话的时候去查了一下，我才意识到法拉·福塞特

（Farrah Fawcett）就是死于肛门癌。有些资料称她的疾病为"结肠下方"癌症。这就像我妈妈在我小时候把阴道叫作"你前面的屁股"。直到2010年仍没有与肛门癌有关的非营利性组织，仍没有人为它组织过募捐和推广活动，也没有代表它的彩色丝带。（甚至阑尾癌都有它的丝带[1]。）肛门癌和宫颈癌一样，也是由人类乳头瘤病毒引起的，人们通过与患者发生性行为而感染，这似乎是他们在决定是否使用避孕套时应该知道的事。

结肠无力症甚至比肛门癌还要低调，而且我不认为人们会在短时间内看到公共汽车上投放与排便相关的猝死的海报。我猜是羞耻感阻碍了医生、病人和高危人群之间的公开交流。正如尼可波洛斯在《猫王和尼克医生》（*The King and Dr. Nick*）中写道，"没有什么比人们窃窃私语他的排便困难更让人尴尬的了"。

但我有一些问题。便秘在哪个节点从单纯的不适感转而变得危及生命？他们需要用多大的力气来排便呢？它到底是如何杀死人的？某些人是否应该像日常服用低剂量阿司匹林的那些人一样服用大便软化剂呢？

我认识一个不介意讨论这些问题的人。

乔治·尼可波洛斯住在孟菲斯市（Memphis）一个绿荫环绕的

---

① 阑尾癌的丝带是黄褐色的。因为癌症的种类比颜色的种类更多，彩色丝带现在就像比色卡：胃癌的丝带是长春花色，卵巢癌的丝带是蓝绿色。结肠和直肠癌的丝带是纯蓝色。它们本来是棕色的（正如膀胱癌丝带的颜色是黄色一样），但一些病人持反对意见。要我说，他们错了。他们本可以独享棕色，但是现在他们必须与EB病毒、成骨不全症、卡特里娜飓风的受灾者、酒后驾车、急性呼吸窘迫综合征、虐待儿童、脱发以及二手烟一起分享蓝色丝带。

社区，那里房屋之间的间隔很宽，建在道路的转弯处。那里的道路就是那种每年都会有一两个醉汉因为没注意到弯道而把车撞在街对面院子里的那种路。20世纪70年代，埃尔维斯·普雷斯利让人设计建造了这座房子，作为送给尼可波洛斯和他家人的礼物。你可以看出这栋房子在当时既时髦又奢华：带露椽的尖顶天花板，分隔楼下开放式平面的巨大的石砌壁炉，还有后院的游泳池。

尼可波洛斯和我一起走向沙发，他和他的妻子艾德娜（Edna）分别坐在我左右两侧的单人沙发里。家具之间的距离非常远，我生怕录音机收不到他的声音索性把录音机递给了他。咖啡桌刚好在手够不到的地方，所以我每次拿起或放下杯子时都不得不从座位上站起来。这种感觉仿佛就像这家人，对填补由一个品味更奢华的人设计的广阔空间感到无所适从。

尼可波洛斯正处于髋关节术后恢复中。尽管他已年过八十，需要借助代步车行动，但是看起来并不羸弱。他刚参加完"猫王周"纪念活动回到家，打扮得精致时尚，皮肤晒成了古铜色。他头发已经全白，但不是那种养老院里风烛残年的老人那种稀疏、紧贴头皮的几缕白发丝。他的头发根根直立，使他的头看起来像一圈光环。

我打开文件夹，把我带来的J.W.和K先生躺在床上的巨结肠照片给他们传阅。普雷斯利的尸检没有公布任何文件，但尼可波洛斯存有一张比例相似的巨结肠照片。他打开他的笔记本电脑，把屏幕转向我。我起身放下我的咖啡，跨过沙发间的鸿沟。在这张照片里，一名身着蓝色外科手术服的医生将一个软塌塌、血淋淋的结肠举过头顶，摆出运动员双手捧奖杯的姿势。尼可波洛斯说他考虑过把这张照片放进他写的书里，这样人们就能知道普雷斯利当时遭遇的是什么了。不过我们知道普丽西拉（Priscilla）肯定不允许我们把这个放进去。

"她什么事儿都管。"遥远的艾德娜岛国发来的消息。

我请尼可波洛斯清楚准确地从医学的角度谈一谈，到底是什么导致了普雷斯利的死亡。

"他去世那天晚上的身体比平常要大。"尼可波洛斯开始讲述。普雷斯利的腰围在大与巨大之间波动，大小取决于他有多长时间没排便。他的体重有时似乎能在排便前后增加或减少20磅。"那天晚上他本来想把肠道排空。他屏着气，用力，再用力。"就像便秘的人常做的那样。这种状态的专业术语是瓦尔萨尔瓦动作（Valsalva maneuver）。让我们看看安东尼奥·瓦尔萨尔瓦（Antonio Valsalva）在1704年对它的描述："如果在深吸气后闭合声门，然后进行强有力且长时间的呼气，那么这样产生的压力会延伸至心脏和胸内血管，使血流暂时停止。"血流被胸腔压力挤压至暂时停止使心率和血压在经历片刻峰值之后骤降。随之而来的是被一篇论文称作"骤落之后"的反应——即身体采取紧急措施让一切恢复正常。

身体对这种狂野的、瓦尔萨尔瓦式大起大落的生命体征反应会打乱心脏的电节律，由此引起的心律失常可能是致命的，尤其是在像猫王这样心脏有问题的人身上。普雷斯利尸检报告中的死亡原因就是致命性心律失常。B. A.斯科若夫（B. A. Sikirov）在《排便时的心血管突发疾病：它们是不可避免的吗？》一文中写道：

"也许每个急诊医生都遇到过在厕所猝死的悲剧。"

1950年，辛辛那提大学（University of Cincinnati）一组医生通过监测50名受试者的心率（一半受试者患有心脏病）记录了这一现象（虽然我认为这样做过于轻率），他们要求受试者"深吸一口气，屏住呼吸，使劲向下用力，感觉就像用力排便那样"。虽然最后没有受试者死亡，但是有这种可能性，而且这种情况时有发生，以至于粪便软化剂是冠心病监护病房里的常备药。

让情况更危险的是：床上便盆！辛辛那提大学的医生写道："病人在医院使用便盆时意外猝死的频率高到臭名昭著，已被医生们议论多年。"臭名昭著到足以创造一个术语："床上便盆死亡。"平躺不利于排便而蹲坐有助于排便，蹲姿能增加对直肠的压力，它会帮你向下用力。斯科若夫还在他的研究"排便推力"（Straining Forces at Bowel Elimination）中发现，蹲姿通过拉直直肠-肛门角（我看成了直肠-肛门"天使"①）使排便这项任务变得更容易。总的结果就是"使最小的劲就可以顺畅排便"，斯科若夫呢喃道。

另一种与排便有关的猝死是肺栓塞。当人在放松时，血流量的激增会推动大血管中的凝块随血液流动，当凝块到达肺部时可能会被卡住，从而导致致命的阻塞或称为栓塞。1991年的一项研究发现，在三年的时间里，科罗拉多州一家医院死于肺栓塞的病人有25%"与排便相关"。这项研究的研究人员对斯科若夫的蹲姿排便理论提出了异议，他们声称下蹲和站起来会增加大腿深静脉血

---

① 译注：角度的英文为 angle，天使的英文为 angel。

栓移动的风险。

　　普雷斯利几乎每天都需要泻药和灌肠剂。尼可波洛斯回忆和普雷斯利一起巡演的日子："我随身带着三四盒'舰队'（Fleets）"，他指的是灌肠剂的品牌。他说，掌握好时机"是一件很难平衡的事"。普雷斯利有时一天有两场演出，尼可波洛斯必须安排好服药时间以免药物在歌手演出时起效。那时是普雷斯利职业生涯的低谷期：那个庞大笨重的连体裤和等腰连鬓胡时代。那时他的结肠已膨胀得非常厉害，甚至已经挤压到横膈膜，开始妨碍他的呼吸和歌唱。在聚酯纤维和宽腰带下很难看出他就是曾在埃德沙利文剧院（Ed Sullivan Theater）舞台上表演的那个人，他的扭动是如此的自如潇洒，性感到制片人要求只能拍摄他的上半身。现在看来，这样拍摄有另一个原因。"有些时候，他正在演出时本来想'我放一点屁'，但放出的不是屁。"尼可波洛斯喃喃道。"然后他就不得不下台去换衣服。"

　　参观过雅园①主卫生间的人都会感叹它的奢华：有一台电视机！几部电话！还有一个带坐垫的椅子！但是这样的装潢同样也反映了他在那里花费了多少时间。尼可波洛斯说："他每次都会在里面待30分钟，甚至1小时。""他在里面放了很多书。"便秘主宰了普雷斯利的生活。就连他那句著名的座右铭TCB——"经营生活"（Taking Care of Business）——听起来也像是在说卫生间的事。（TCB誓言涉及自尊、尊重同伴、身体调理、心理调节、冥想，以及据猫王的随行人员透露，还包括摆脱便秘。）

---

　　① 译注：埃尔维斯·普雷斯利位于美国田纳西州的一栋白色廊柱豪宅。

尼可波洛斯的书出版后，一位名叫克里斯·拉尔（Chris Lahr）的结直肠外科医生联系了他。拉尔医生专治麻痹性结肠[1]，他已经全部或部分切除了200多个这样的结肠，他猜普雷斯利也有一个。我和拉尔通电话时他告诉我约翰尼·卡什（Johnny Cash）、科特·柯本（Kurt Cobain）和塔米·怀内特（Tammy Wynette）也曾与顽固的便秘做过斗争，他确信他们也有一段麻痹性结肠。但是他们同时也在与顽固的毒瘾做斗争。无论是以海洛因形式还是以止痛药形式存在的鸦片制剂，都会大幅减缓结肠蠕动（抗抑郁药和其他精神类药物也会不同程度地减缓结肠蠕动）。

要想知道哪个是真实原因——即到底是药物还是基因导致了猫王的疾病——你需要他童年时期的一些信息。大多数病人会在婴儿或幼儿时期就被诊断出先天性巨结肠症（巨结肠的主要病因）。正如迈克·琼斯所说，"这是他们的'出厂设置'。"如果阿德里安娜·诺伊听到的普雷斯利的母亲不得不用手指帮助他排便的故事是真的，那就意味着他可能患有遗传性疾病，比如先天性巨结肠症。我问尼可波洛斯有没有听过手动助便这件事，艾德娜主动回答说她在猫王的诸多传记里的一本书中读到过。

尼可波洛斯说他自己曾经做过调查。"我们曾试图弄清他的病是生来就有的，还是后来才出现的，但是他的母亲已经不在了。"

---

[1] 他就这个专题写了一本书，书名叫作《为什么我上不出来？》（ *Why Can't I Go?* ），书里有几十张排便造影照片和结肠手术的特写照片，这些图片的冲击力之强甚至需要这本书的封底附上一句对读者的警告：我现在可以走了吗？（Can I Go Now? ）（译注：此为双关语，"go"既有上厕所之意，也有离开之意。）

格拉迪斯·普雷斯利（Gladys Presley）去世时猫王22岁，而猫王小时候他的父亲很少在家。

"我本想和普丽西拉谈谈，"他说。埃尔维斯想必会与他的妻子讨论他的健康问题。尼可波洛斯移动了一下他身体的重心，他髋关节处仍在隐隐作痛。但她不想讨论这件事。

令我感到惊讶的是，普雷斯利的疾病并没有削弱他对食物的热情。他非常钟爱埃德娜·尼可波洛斯做的希腊汉堡，甚至委托别人制作了一枚戒指送给她。戒指上不同颜色的钻石分别代表汉堡的各种原料。"绿色钻石代表欧芹，"当我问尼可波洛斯钻石颜色对应什么时他答道。"白色代表的是洋葱，棕色代表牛肉饼，环色（Yella）……"有些单词就是为孟菲斯口音而生的。黄色（Yellow）就是其中一个。

"环色（Yella）才是洋葱，"埃德娜说。

尼可波洛斯想了一下。"洋葱不是白色的吗？"

"不是，白色的是面包。"

"伊莱恩！"尼可波洛斯朝楼上喊道。"你能把那个汉堡戒指拿过来吗？"伊莱恩·尼可波洛斯（Elaine Nichopoulos）自从她的父亲髋骨骨折后就一直和父母住在一起，给他们帮忙。

伊莱恩几分钟后出现在了楼梯上。她穿过客厅，步履略带蹒跚，那是一场车祸以及从梯子上摔下来的综合后遗症。"抱歉，我刚才在卫生间。"她说。"我相信你们大家都能够理解"，你们大家指的是那些在客厅谈论肠道健康的怪人们。

伊莱恩在她爸爸的代步车上坐下来。她给我看脚踝里的钢钉，然后她又把衬衫领子拉到了肩膀以下。我本以为她还有其他医疗配件给我看，结果那是一个文身。我差点就问出来"你喜欢猴子吗?"，但后来我明白了：她太难了[①]。奥施康定，芬太尼，治疗慢性疼痛的药物，除所有这些之外，她还患有纤维肌痛症。

"……还有躁郁症，"她爸爸插话道。

她对他做了个鬼脸。"我可没有，你才有呢。"

我问他们能否试戴一下汉堡戒指。"戴吧。"尼可波洛斯说。"我们有切指刀。"这真是一件难以置信的物品。我太喜欢这种钻石配汉堡，魅力搭垃圾的混搭了。我觉得自己像伊丽莎白·泰勒（Elizabeth Taylor）和拉里·福坦斯基（Larry Fortensky）合二为一。

埃尔维斯·普雷斯利的结肠没有陈列在玻璃柜里，但你看看《猫王之死》的尸体解剖部分就能够大致了解它是什么样。弗洛伦多（Florendo）在解剖时发现这个巨结肠从降结肠的底部一直到横结肠的中部都被塞满了……紧实的肠道内容物像黏土一样坚实，似乎在与弗洛伦多的剪刀做斗争。

尼可波洛斯当时也在尸检现场，他还记得那时的情景。他说，黏土状的物质是钡，普雷斯利服用钡是为了给肠道拍X线，而那已是4个月前。"钡……"他指了指壁炉，就像一块石头。他说，这次肠道阻塞至少堵住了普雷斯利结肠直径的50 %~ 60 %。

在17世纪，受人尊敬的英国医生托马斯·西德纳姆（Thomas Sydenham）提倡用骑马来治疗肠道梗阻。我注意到普雷斯利非常喜欢骑马，他甚至在雅园建了一个马厩，于是我问尼可波洛斯关

---

① 译注：原文为 There's a monkey on her back，直译为"她的背上有一只猴子"。

于这一点他有什么看法。

"有意思，"他说。"骑马肯定会让它变得不那么紧实。"伊莱恩将代步车转了个弯开走了。

托马斯·西德纳姆是一位极其温和的行医者。他治疗肠梗阻的另一个方法是用薄荷水和柠檬汁，仿佛只需一杯清爽的夏日饮品就能让病人好起来。此外，他的处方还没结束，与此同时还要让一只小猫咪躺在露出的肚皮上。小猫咪需要在病人肚子上躺2~3天，然后再给病人开一剂不知道是什么但估计效力比夏日饮品更强的东西。在病人服药之前，不能把小猫咪拿下去。

西德纳姆没有解释为什么这样做。我猜这可能是动物辅助疗法的一种早期形式，小猫咪的作用只是帮助病人放松，剩下就顺其自然了。肠道阻塞通常都会自行好转。西德纳姆曾经治疗过一位超负荷工作的伦敦商人，他让商人去爱丁堡拜访一位根本就不存在的专家。病人坐了一个星期的火车回来后很是恼火，但由于得到了休息，他的病好了。

还有一种可能（虽然可能性不大），小猫爪子的揉捏是一种治疗性按摩。大约在20世纪初，将按摩（或者当时被称为医疗体操）应用于治疗肠梗阻的情况并不少见。以下是安德斯·古斯塔夫·怀德（Anders Gustaf Wide）在《医疗和矫正体操手册》（*Hand-Book of Medical and Orthopedic Gymnastics*）中关于"结肠按抚"（colon-stroking）手法的讨论："人们至少能摸到大肠的下半截，经常能感受到里面的硬粪块，在按抚的过程中甚至可以摸出这些硬粪块是如何被推向该去的方向的。"

不过也不一定。在1992年慕尼黑大学的一项实验中，九次"结肠按摩"未能缩短便秘受试者和非便秘对照组的结肠运输时间。研究人员还在3周的治疗过程中监测了受试者的身体舒适感,这项也没有得到改善。如果女按摩师们运用了安德斯·古斯塔夫·怀德的一些技巧,研究结果可能会有所不同,比如"肛门按摩":"环绕肛门做小幅度环状颤抖震动按摩。"

外科医生也提倡用手缓解肠道阻塞,不过在这里用手不是指将手放在肚子上,而是指伸进去。"我打算今晚在尸体上演示肠道检查的几个阶段。"我们在上一章曾经见过的朋友W.W.道森说道,他是俄亥俄州医学院的外科学教授。那一年是1885年。道森向围拢过来的人群介绍他的助手考夫曼医生(Dr. Coffman),然后转身面向检查台:"你们看,实验对象是一名女性。"让咱们直接跳到记录的第二项:"手能伸进去多长呢?"他将这位"病人"翻了个身,抬起大腿,弯曲膝盖。这种体位叫作截石位,或者传教士体位,取决于你是要把东西取出来还是放进去。在这个例子中两者皆有。"考夫曼医生现在将他的手从肛门那里伸进去,轻轻向前向上按压。"此时道森请观众凑近观看,可能可以看到考夫曼的手在尸体表面下移动的凸起,就像动画片里鼹鼠在草地下挖隧道一样。"考夫曼医生的手能自由移动,你马上就会明白如何用手去除阻塞的粪便①。"

---

① 在斜体标题"手的尺寸"下有一场激烈的争论。查尔斯·凯尔西(Charles Kelsey)医生宣称,如果手宽度超过9英寸,那么就不适合做此用。道森反驳说,也必须将骨盆大小考虑在内。"宽臀部的男性或女性完全可以接受10英寸的手",把尺寸限制定低会使"手碰巧很大的医生望而却步以及感到尴尬"。道森还讲述了克洛凯(Cloquet)医生的故事,他为了找一个大玻璃杯,在病人的直肠里插入了14根手指:其中6根是他自己的,另外两名同事每人4根。这名病人的括约肌(如果不考虑它的尊严)最终恢复了原样。

历史上肠梗阻的治疗方法很大程度上是从管道疏通领域得到的启发。就像疏通厕所管道一样，治疗肠梗阻主要有两种策略：用水或空气冲散（比如用皮撅子），或者用金属制品打碎（比如用钢丝）。1874年6月的《亚特兰大医学与外科杂志》(*Atlanta Medical and Surgical Journal*)描述了罗伯特·巴蒂（Robert Battey）医生一种"安全且简便"的方法：向直肠注入多达3加仑的水来溶解"堆积的硬化粪便"。巴蒂在一个令人难忘的病例里写道：患者的腹部张力非常大，以至于水在失去外加压力后就从肛门里喷了出来，形成一条两英尺高的"粗壮水柱"。巴蒂的课堂上也有一场演示。随便翻阅一下医学期刊似乎就能看出，当时的外科和解剖学教授有一种热切的争强好胜的精神驱使着课堂演示朝着奇观壮丽的方向越走越远。

　　消化道是一个错综复杂、弯弯曲曲的管道，用"钢丝捅"这种办法来疏通并不容易，病人们多多少少不得不吞下疏通工具。100多年来，人们认为吞铅丸或金属水银（重达7磅）是打破阻塞的好方法。吞下后病人需要翻滚或摇晃身体使重物顺利穿过阻塞物。这种办法的问题在于，不管吞咽的速度有多快，胃里的物质都是逐渐释放出来的。金属重物不是在统一战线向前推进穿过肠道，而是一点一滴向前移动，它们在X线下就像一串咽下的珍珠。看起来确实和珍珠一样美。1776年，皮罗尔（Pillore）医生在尸检里描述一位病人的小肠被2磅重的水银压得堆积成一团，使小肠上的一段环节抻长落进了骨盆里。一个月后，病人死了。谁也不知道到底是水银、肠梗阻还是被拉成太妃糖一样的肠道最终导致了他的死亡。

短短几年时间里，水管工们靠边站，电工们登上了历史舞台。就像人们刚发现放射性现象时的狂热一样，电力是那个时代令人兴奋的新东西，人们认为它可以治愈一切人类疾病。医生们用电疗法治疗顽固性便秘（obstinate constipation）［或称"固秘"（obstipation）］，具体操作是使腹部通过微弱的电流。"效果如何？"借用《英国医学杂志》一位撰稿人回复半信半疑的同事的话："一时半会儿基本上通不了。"

打破阻塞大坝最简单粗暴的办法是把病人从医护人员的肩膀上扔过去①。肠道在体内无固定位置，在某些情况下只要把人倒转过来就可以缓解症状。1864年，拉什医学院（Rush Medical College）的威廉·莱维特（William Lewitt）医生讲述了一个病例：一名男子的腹部长了一个"足月婴儿头部"大小的肿瘤，这个肿瘤对他的消化系统施加了很大的挤压力。"在探视患者时，我们发现他腹部疼痛剧烈，频繁有排屁的欲望，但屁只能在头手垂直倒立的姿势下才能被排出。"莱维特医生给病人起的名称是"解剖学演示者"，我猜他一定是努力克制住了自己才没把病人打包带到楼下阶梯教室里做演示。

最终的治疗方法是手术。如果堵塞物不能被摇晃、按摩、冲洗或是被电击到屈服，那么它很可能是被切除的。在不洗手不戴手

---

① 与此相关的问题是：真有可能照字面意思把人揍得屁滚尿流吗？这要看是什么样的屎以及是谁干的了。胃肠病学家迈克·琼斯说："我的高中橄榄球队教练曾是华盛顿红人队（Washington Redskins）的进攻截锋。""他向我发誓说，坏蛋乔·格林（Mean Joe Greene）把他撞得太猛了，他甚至不得不下场去换条裤子。"琼斯补充道，他教练当时"喷出来一些"。如果有人被揍到"固体粪便打了出来"却还没被打死，这就难了。

套的手术时代，外科手术有着十分严峻的感染风险，在满载细菌的结肠上做手术更是如此。更可怕的是，结肠切除术不仅被用来治疗危及生命的肠梗阻，还被用于治疗便秘以及便秘的伪科学后果：自体中毒。还有什么比缩短消化道更能加快消化物通过身体速度的方式呢？这项手术的发明者和大声疾呼的捍卫者，苏格兰外科医生阿布斯诺特·莱恩爵士（Sir Arbuthnot Lane）从"短路"（即切除几英尺长）开始，虽然延伸至全结肠，最后将基本健康的结肠全部切除，把小肠末端直接与直肠缝合。如果腹泻可以作为治疗便秘的方法，那么他算是完成了他的任务，但在这个过程中，他的病人将面临营养不良的风险。正如我们从第十五章食粪性啮齿类动物中学到的，结肠（通过里面所含细菌的代谢劳作）不仅产生粪腐物，还产生重要的脂肪酸和维生素。

莱恩是严重粪恐惧症患者。一般人会将正常的肤色差异归因于种族或阳光照射时间的长短，但莱恩认为深色肤色是被粪毒血染色的结果。他自豪地指出，一个病人在接受手术的一个月后，她的"黄褐色肤色"消失了。他还写道另一个患者"几乎去掉了所有棕色"。莱恩认为结肠是一种无用的结构，是"我们解剖学上的一个严重缺陷"。

人需要多么自大无知才会质疑人体解剖学，质疑造就它的进化调整。莱恩如此傲慢地从病人体内修剪掉的结肠不仅仅是一个简单的废物储存设备。被莱恩、泰瑞尔和凯洛格这类人害怕和鄙视的细菌，这些在我们制造的垃圾中生存、繁衍、交易的细菌，不仅无害，还对健康起着至关重要的作用。

第 17 章　恶心因子：

　　　　　　我们能治好你的病，不过……

从各个方面看，这都是一张标准的派对邀请函：上面有时间、地点、附近的街道地图，还有一些鼓励把家人带来的友好邀请。不过，它的装饰元素很不同寻常：一张人体结肠内部剖面图，结肠的各个部分都被清楚地标记了出来。剖面图上方用喜庆的字体写着："肠道菌群派对！"派对的东道主是明尼苏达大学（University of Minnesota）的胃肠病学家、医学副教授亚历山大・霍拉茨（Alexander Khoruts），他的工作除了常规的结肠镜检查和消化不良咨询之外，还包括移植结肠细菌—— 即肠道菌群。

　　今天晚上几乎每个来参加派对的人都参与了这项工作。迈克・萨多夫斯基（Mike Sadowsky）是教科书《粪便细菌》（*The Fecal Bacteria*）的联合编辑，也是霍拉茨的合作研究员。站在自助餐旁边的是马特・汉密尔顿（Matt Hamilton）是明尼苏达大学的博士后，负责一些菌群移植的准备工作。马特正把霍拉茨自制的俄罗斯红甜菜沙拉舀到盘子里，他舀了很多，多到一位护士告诉他明天他会"看起来像肠道出血"。

　　这名护士啧啧称赞一盘裹着巧克力的香蕉，这是霍拉茨13岁的儿子詹姆斯自创的一道贴合此派对主题的甜点。詹姆斯一看就是他父亲的儿子，聪明有修养，还带有一丝狡黠的幽默感。他在客厅里那架三角大钢琴上弹奏着古典乐，还说有一天想去写小说。那名护士问詹姆斯这道甜点[①]在布里斯托大便分类法（Bristol Stool Scale）

---

　　① 这道甜点还没人碰过。宾夕法尼亚大学研究"嫌恶（disgust）"的专家保罗・罗津（Paul Rozin）能预测出它大概有57％的消耗率，他在某项研究中调查了受试者吃"卷成狗屎状的乳脂软糖"的意愿。这是一种强烈的禁忌。即使受试者知道那是乳脂软糖，仍有 20％的人甚至拒绝碰它。

属于哪一型,他毫不犹豫地答道:4(像香肠或蛇,光滑而柔软)。

在这群人里找到一个吃饭时不适合讨论的话题是很难的,这当然不是因为他们粗鲁无礼,而是因为他们看待结肠世界的方式与我们截然不同。人体和肠道微生物——我们体内100万亿肠道寄宿者的统称——之间的相互作用关系是近年来的一个研究热点。几十年来,医学研究人员一直在探索食物和营养物质在疾病治疗与预防中的作用,但这些研究似乎已然过于简单化了。现在的研究目标为厘清人体、食物和分解食物的细菌之间的相互作用关系。其中一个例子就是当下流行的抗癌斗士——多酚家族,它们通常存在于咖啡、茶、水果和蔬菜中。一些最有益处的多酚不能被小肠吸收,我们需要依赖结肠中的细菌来代谢它们。你吃的东西对你是好是坏取决于谁住在你的肠道里。烧焦的红肉一直被称作致癌物,但实际上它只是制造致癌物的原材料。没有经过肠道细菌的分解,这些原材料就是无害的。(药物也同理:某种药物的功效可能会因肠道菌群成分的不同而有差异。)这是一门全新且极其复杂的学科,但它的基本概念很简单。改变体内的细菌实际上是一种比改变饮食本身更有效的疾病治疗和预防策略。

在一个普遍妖魔化细菌(更准确地说是妖魔化别人身上的细菌)的氛围里,想到要植入别人结肠里的细菌估计就会觉得很膈应人。而对于我即将要见到的病人,一个被艰难梭状芽孢杆菌(*Clostridium difficile*)感染的患者,这可是一件欢迎之至的事。慢性艰难梭菌(*C. diff*)——医学上的昵称——感染可使人丧失生活能力,有时甚至会致命。

"当你55岁还得穿一天换十次的尿布,你就会对恶心因子麻木了。"马特·汉密尔顿说。他往盘子里盛了一些番茄肉包。马特有着壮硕年轻男性那种不会害臊的大胃口。

"对这名病人来说根本就不存在恶心因子。"霍拉茨补充道，"心都已被恶尽了。这是一种慢性疾病，病人只想摆脱它。"

人们对细菌的看法正在发生根本性的转变。首先，它们在数量上就比你多得多。细菌有九倍于你身体细胞数量的细菌（小）细胞。霍拉茨对"它们相对于你"这种思维方式提出了异议。"细菌相当于我们体内一个代谢活跃的器官。"它们就是你。你就是它们。"这是一个哲学问题。到底是谁拥有谁？"

人体内的细菌种群很可能会影响人的日常行为。某些肠道菌群可能希望你吃某种食物或者用别的方式来储存能量。（荷兰正进行一项临床试验，想看看身材精瘦的志愿者"捐献的粪便"移植到肥胖患者的体内是否能帮助他们减肥①。迄今为止得到的结果令人鼓舞，不过也没那么博人眼球。）霍拉茨举了一个令我难忘的例子来说明微生物是如何暗戳戳操纵动物行为的：弓形虫（*Toxoplasma*）的宿主是老鼠，但它们需要在猫的肠道内繁殖。这种寄生虫实现这一目标的策略是操控老鼠的大脑，让老鼠会被猫的尿液所吸引。老鼠会径直走到猫面前而被杀死，然后被吃掉。如果你看到这样的事情发生在你面前，霍拉茨继续说，你会挠挠头问，"那只老鼠是不是有毛病？"然后他笑了笑，说："你觉得共和

---

① 它被称为"FATLOSE"（译注：意为减肥）试验。FATLOSE 的全称为"Fecal Administration To LOSE weight"（通过粪便移植减肥），这就是一个 PLEASE（译注：请）的例子：Pretty Lame Excuse for an Acronym, Scientists and Experimenters（科学家和实验人员们，这是一个很蹩脚的首字母缩略词）。

党人的肠道菌群和别人的不一样吗？"

是什么决定了你体内的菌群阵容呢？在很大程度上，是靠运气。你现在结肠里的细菌种类和六个月大的你拥有的差不多。肠道菌群约有80%是在人们出生时由母亲传过来的。"这是一个非常稳定的系统，"霍拉茨说，"你可以通过一个人的菌群来追溯他的家谱。"

聚会已近尾声。我走进厨房向詹姆斯和霍拉茨欢乐宽容的女朋友凯特琳娜（Katerina）道晚安。一个未清洗的搅拌机放在水槽旁边的台子上。"嘿，"詹姆斯说，"你错过了巧克力便便冰沙。"

没关系，我将会看到真正的便便沙冰。

像任何器官移植一样，粪便移植首先需要有捐献者。霍拉茨说，"谁的粪便都行。"他其实也不知道自己找的是哪种细菌，他不知道到底哪种细菌是能够制服艰难梭菌的复仇天使。而且即使他知道，也没有一个简单的方法来确定这些物种是否存在于捐献者的捐献物中。大多数粪便细菌种类很难在实验室内培养，因为它们是厌氧（anaerobic）菌，这意味着它们不能在有氧的环境里生存。[常见的大肠杆菌（E.coli）和葡萄球菌（Staph）是例外。它们在人体内或体外，在医生身上或医疗设备上，或两者之间的任何地方都能茁壮成长。]

霍拉茨对捐献者的唯一要求是他们没有消化系统疾病和传染病。病人的家庭成员不是最理想的捐献者，因为他们有可能在健康调查问卷里扯谎。"你估计不会想向你的爱人透露曾经嫖过妓。"霍拉茨偏爱一位当地男子的捐献物，我完全理解这名男子希望保持匿名。这个人的细菌已被移植到10名病人体内，病人全被治好了。"他的头变大了，"霍拉茨面无表情地说。霍拉茨说话时大都面无表情。"在俄罗斯，"他告诉我，"如果你总是面带微笑，他们会觉得你有毛病。"他在与人交谈时必须提醒自己别忘了微笑。有时他的微笑会慢一两拍，就像偏远的驻外记者在电视上做现场报道。

"他来了。"一个高个子男人穿着明尼阿波利斯市冬天该穿的衣服，提着一个小纸袋从走廊上大踏步走下来。

"不是我最好的产品，"那人说。他一边向我点头致意一边把袋子递给霍拉茨，随后他便转身离开了，没有多聊一句。他看起来不像是觉得尴尬，只是在赶时间。他是一个默默无闻的英雄，他用早晨如厕的产物默默拯救着人们的生命，恢复着人们的健康。

霍拉茨溜进一间空诊室，给马特·汉密尔顿打电话。通常在进行移植手术的早晨，马特去环境微生物学实验室（Environmental Microbiology Laboratory）—— 他工作以及处理材料的地方 —— 之前，会顺道来这家医院一趟。霍拉茨有些坐立不安，因为马特一般在这个时候应该已经到了。厌氧菌在结肠外寿命有限，谁也不知道它们能存活几小时。

电话没有接通，于是霍拉茨留言道："喂，我是亚历克斯。东西已备好，可以来取了。"之后他眯眼看着手机："这应该是他的手机号吧。"要是从陌生人那里收到这样一则留言就刺激了，我想象着缉毒警察突袭消化科而霍拉茨百口莫辩的场景。

霍拉茨电话还未按断，马特就冲了进来，他满身摇粒绒，满脸歉意。霍拉茨的笑有多不自然，马特的笑就有多自然。我想象不出有人会生马特·汉密尔顿的气。

从医院开车到实验室需要10分钟。马特车开得飞快，冷藏箱还不断威胁要从后座滑下来，因此车里有一丝紧张感。坐在后座的冷藏箱是一个介于货物与真实乘客之间的有形存在。很快，我们到了停车场，为了找停车位开始在停车场里转圈。马特十分讨厌浪费时间。"如果我拿的是移植器官，他们肯定会给我一张停车证。"

结果停车花的时间比处理捐献物花的时间还长。处理用到的设备很简单：一台奥士达（Oster）①搅拌机和一套土壤筛。搅拌机的盖子上改装了两根管子，这样就可以将氮气从一端泵入，将氧气从另一端排出。通常选择榨汁选项搅拌2～3次，每次时长20秒即可，然后就是过筛。出于明摆着的原因，所有步骤都在通风橱下进行。马特一边聊天一边过筛，偶尔喊出可以辨认的成分：一片辣椒，半粒花生②。

操作结束后他决定用搅拌机再搅拌一次。这些物质如果不能自由流动就会阻塞结肠镜，从而妨碍微生物在结肠里扩散。他转过身面向我："所以我们今天面对的问题是：当它是一块坚硬的固体，而非易打散的混合物时该怎么办。"这感觉就像《美国机车》（*American Chopper*）里老保罗（Paul Sr.）或维尼（Vinnie）在对着摄像机给观众做本期总结。

最后，他把液体倒入密封性能良好的容器，放回冷藏箱。它看起来像加了低脂牛奶的咖啡。它几乎没任何气味，所有气体都

---

① "你好，玛丽：与我们奥士达产品团队商量了你发给我的信息之后，我们的结论是不愿对此事发表评论。"
② 如果让我猜的话，是宫保鸡丁。

经由通风橱排走了。马特、我，还有冷藏箱，我们三个赶紧回到车里，沿着来时的路赶往医院。

将要接受移植的病人已经到了，他在帘子后的轮床上等着。霍拉茨穿着白大褂站在走廊里，马特把冷藏箱递给他。霍拉茨将冷藏箱里的东西装满四小瓶然后盖上了盖子，这些东西将通过结肠镜泵入患者体内。现在，它们躺在塑料碗里的冰块上。在等检查室开门的这段时间，霍拉茨问路过的护士他可以把碗先放在哪儿。护士瞥了碗一眼，几乎没停下她的脚步，说："只要别带到茶水间就行。"

细菌和人类一样，它的好坏与其说是天性使然，不如说是环境使然。葡萄球菌在皮肤上就比较温和，大概是因为那里的营养成分较少。而一旦它们进入血液，比如通过手术切口，那就是另一番景象了。细菌身上的受体和表面蛋白能"感知"环境中的营养物质。用马特的话说，"它们会像这样：'这是个好地方，我们应该在这尽情享乐。'"肠道菌群派对！但是这对肠道的主人来说是个坏消息。在医院发现的菌株可能更具有抗生素耐药性，而医院的病人往往免疫功能低下，没有能力进行反击。

大肠杆菌也是如此。大多数菌株在结肠内不会引起任何病症。免疫系统已经习惯肠道中存在大量细菌，无须惊慌。但如果同样的菌株进入尿道或膀胱，它就会被视为入侵者。在这种情况下，免疫系统对其发起的攻击本身就会产生相应的症状，比如炎症反应。

即使艰难梭菌也不是生来就坏。30%～50%的婴儿体内都存在艰难梭菌，而且没有任何不良影响。据了解，有3%的成年人的肠道里住着艰难梭菌而不会引起任何问题。可能是其他细菌告诉它不要产生毒素，或者它们的数量太少以至于产生的毒素无法引起明显的症状。

当结肠被抗生素擦干抹净时，问题往往就开始显现了，艰难梭菌现在有了站稳脚跟的机会。尽管医院已经非常小心谨慎，但是艰难梭菌的孢子无处不在，而且结肠中的某些条件使艰难梭菌更容易繁殖生长。憩室是结肠壁上的袋装物，常由慢性便秘引起：结肠肌肉如果需要用力推动粪便前进，而且正好肠壁上有一个薄弱点，那么粪便就会沿着阻力最小的路径运动，这个薄弱点因此会向外鼓起形成一个小口袋。艰难梭菌会在口袋内播种芽孢。

抗生素在80％的情况下可以清除艰难梭菌的感染，但感染又有20％的概率在一两个星期内复发。盘踞在憩室里的艰难梭菌很难被歼灭，它们如同胃肠道里的基地组织，躲在难以接近的洞穴里。"抗生素是一把双刃剑，"霍拉茨说。"它们可以抑制艰难梭菌的生长，但同时也会杀死制衡它的其他细菌。"患者旧病复发一次，再次复发的概率就会加倍。艰难梭菌感染每年会导致大约1.6万美国人死亡。

今天这位病人的憩室已然发脓肿胀，数次严重的结肠炎发作引起了严重的腹泻，以至于他有时不得不通过静脉注射来摄取营养。不过单看他此时在检查室里的样子是猜不到这些的。医生给他开了一种抗焦虑药物，咪达唑仑（Versed）。他穿着蓝白相间的病号服，没穿裤子，平静地侧身躺着。在医院看病的人有一种让人心疼的脆弱。在外面，他们可能是总裁或是将军，但在医院里，他们只是病人，温顺服帖，满怀希望，心存感激。

灯光昏暗，音响缓缓流出古典音乐。霍拉茨通过与病人交谈来判断麻药是否起效，他留神听着病人的声音是否平静，语速是否缓慢。"你养宠物吗？"

房间里静了一会儿。"……宠物。"

"我想我们可以开始了。"

护士拿来放着小瓶的碗。我问她红色瓶盖是不是代表它们是生物危害品。

"不是，只是说明里面是棕色的。"

除非你仔细观察，否则粪便移植看起来很像结肠镜检查。首先显示器上一闪而过的是鱼眼视图的检查室，因为需要把结肠镜先从支架上取下来拿到床边。如果你太年轻，不熟悉结肠镜的构造，那么你可以想象一下酒保用的苏打水枪：那种长长的、可弯曲的黑色管子，控制按钮在手柄上。在酒保选择苏打水按钮或是可乐按钮的地方，霍拉茨可以选择二氧化碳或者盐水。加二氧化碳是为了给结肠充气使其膨胀，让视野更清楚；加盐水是为了冲洗掉准备不充分的残留物。

霍拉茨左手操纵控制按钮，右手转动管子。我说这就像弹奏手风琴或者钢琴，双臂独立完成各自的任务。既会弹钢琴也会做结肠镜的霍拉茨更喜欢用截肢者的假肢做类比。"久而久之，它会成为你身体的一部分。即使镜头处没有我的神经末梢，我也大概知道那里是什么情况。"

我们现在进去了，在向上移动。这名男子的心跳可以通过结肠壁的颤动看到。霍拉茨操控着结肠镜拐弯。改变病人的体位有助于伸直肠道里的急弯，因此护士使劲靠着他，就像司机要推一辆抛锚的车到路边那样。

霍拉茨控制手柄释放了一部分移植材料。结肠已事先被抗生素清理干净,单细胞新移民因此不必与众多当地居民做战斗。不管有多少微生物在抗生素下幸存,移民们一定会占上风。霍拉茨的研究显示,捐献者和接受移植者结肠的微生物图谱在两周内就会同步。

霍拉茨在结肠远端又释放了一次,然后收回结肠镜。

几天后,霍拉茨给我转发了一封那位病人的邮件(姓氏已被删除)。让他一年无法上班的腹痛和腹泻消失了。他写道,"周六晚上,我排了一次少量的固体便。"这可能不是你想要的令人兴奋的周六晚上,但是对F先生来说,没有比这更让他兴奋的事了。

1958年本·艾斯曼(Ben Eiseman)医生进行了第一例粪便移植手术。在抗生素广泛应用的早期,病人们经常因大量正常细菌被消灭而患上腹泻。艾斯曼当时想,用别人正常的细菌来补充患者的肠道可能会有所帮助。"在那些日子里,如果我们有了一个想法,"我写信给艾斯曼时,他已经93岁了,住在丹佛,他说,"就会去尝试一下。"

医学领域很少能找到如此有效、廉价且无副作用的治疗方法。在我写这段文字时,霍拉茨已经完成了40例治疗顽固艰难梭菌感染的移植手术,成功率高达93%。在阿尔伯塔大学(University of Alberta)2012年发表的一项研究中,124例粪便移植病例中有103例的病情立即得到了改善。从艾斯曼第一次按动那个活塞到现在已过去55年了,然而,还没有一家美国保险公司正式认可这项手术。

为什么？"恶心因子"是否影响了这项手术的接受程度？霍拉茨说，在某种程度上是的。"人们对它有一种天生的反感。就是感觉这哪里不对劲。"不过他认为更主要的原因是，一种新型手术从实验走向主流需要一个过程。就在我参观粪便移植手术一年后，胃肠病学和传染病学会邀请了"一小部分粪便移植医生"来撰写一份概述最佳手术程序的"最优方案"文章。这通常是建立手术账单代码（billing code）并让保险公司承保的第一步。截至2012年年中，粪便移植手术仍没有账单代码，也没有商定费用。霍拉茨估计这个过程还需要一到两年的时间。在此期间，他就把账单开在结肠镜检查的名头下。

医疗卫生官僚机构对改善病患护理的阻碍程度有时真令人震惊。明尼苏达大学机构审查委员会（Institutional Review Board，IRB）——监督研究对象安全性的机构——即使对霍拉茨的复发性艰难梭菌感染细菌治疗没有任何实质性的批评或担忧，仍花了一年半的时间才予以批准。我去参观移植手术的那个早上，霍拉茨给我看了一件我没见过的东西：一个带翼的塑料碗，名为马桶帽[1]，它的两翼正好可以夹在马桶边缘，塑料碗可以用来接住捐献者的捐献物。他说："就这个东西导致机构审查委员会推迟了大约两个月才批准。他们把它寄了回来，问'谁来付马桶帽的钱？'它们每个只要50美分。"

---

[1] 或有时被称为修女帽，因为它很像《修女飞飞》（*The Flying Nun*）里的那种修女头巾。天主教医院里的护士和病人时不时表达他们的愤慨，于是这个词基本已经不用了。

霍拉茨也在为一项评估粪便移植对溃疡性结肠炎治疗效果的研究撰写实验方案①。人们认为炎症性肠病（肠道易激综合征，溃疡性结肠炎，克罗恩病）是因肠道对正常细菌产生不当免疫反应而引起，结肠在这种情况下腹背受敌。这一次，机构审查委员会提出在美国食品药品监督管理局（FDA）批准之前他们拒绝批准该试验。这还只是初步试验。FDA的最终批准，就是那种让任何人都可以进行这种手术的批准，是一个成本极高的过程，可能需要花10年以上的时间。

而对于粪便移植手术，因为它不涉及任何药物或医疗设备，所以没有哪家制药公司或设备制造商的结肠憩室深到想要资助粪便移植手术的多轮对照临床试验。如果说制药公司真会起到什么作用的话，那估计应该是反对该手术的批准。制药公司通过治疗疾病赚钱，而非治愈疾病。霍拉茨说："这关系到数十亿美元的利益。""我告诉凯特琳娜，如果我的方法奏效，那么在河底发现我的尸体也别觉得惊讶。"

在结肠镜检查的间隙，我们坐在霍拉茨的办公室里。头顶上方的架子上放着一个骇人的塑料直肠模型，它大小与实物一致，受着所有能想到的疾病的折磨：痔疮、瘘管、溃疡性结肠炎、粪石。这是对美国医疗卫生系统的隐喻吗？

霍拉茨笑了笑。"这是书立。"一家制药公司在消化疾病周

---

① 每次打结肠炎（colitis）的时候都会让我想起《露西在缀满钻石的天空中》（*Lucy in the Sky with Diamonds*，译注：甲壳虫乐队的歌曲）。在我最喜欢的歌词听错例子中，有人将"The girl with kaleidoscope eyes（有着万花筒般的眼睛的女孩）"听成了"The girl with colitis goes by（那个患有结肠炎的女孩走过）"。

（Digestive Disease Week）上发的。消化疾病周是胃肠病学家和药品代表参加的年度会议，在里面偶尔会有人扮成一只胃去分发样品。

在官僚机构慢慢吞吞向前推进时，美国已有31个州的医院悄悄进行了艰难梭菌粪便移植手术。但这意味着剩下20个州的病人仍无法得到粪便移植治疗。一些人转而求助于《临床肠胃病学与肝脏病学》（*Clinical Gastroenterology and Hepatology*）一篇论文里提到的"自实施家庭粪便移植"方法。虽然这篇文章里的七位艰难梭菌感染患者全部被治愈了，但是用药店的灌肠工具包，通过自实施或"家庭实施"粪便移植并不总是顺利的。最近给霍拉茨发邮件寻求建议的一位女子就没有按照指示进行，她把自来水倒入了搅拌机，自来水中的氯杀死了细菌。还有一例家庭移植术用另一种腹泻源代替了原有的腹泻源：患者从捐献者那里感染了粪便寄生虫。机构审查委员会的繁文缛节非但不能保护病人，还可能会将他们置于危险之中。

粪便细菌疗法很快还会再改进。更精细的过滤能直接将细胞物质与恶心物质分离，分离后添加冷冻保护剂（以防止冰晶刺破细胞）冷冻，最后在需要的时间运到需要的地方。霍拉茨的手术已经朝这个方向发展了。

研究的终极目标是一片简单的药片，就像用于治疗复发性酵母菌感染的乳酸菌栓剂。遗憾的是，易于在实验室有氧环境中生长存活的好氧菌株通常不太可能是有益的。尽管研究人员现在还不清楚到底哪些是理想菌株，但他们知道很可能是只在结肠内生长的厌氧菌。你想要的是那些依赖健康的你生存的生物，那些与你的进化使命相一致的生物 —— 你的微观健康伙伴。

我问霍拉茨现在商店里看到的"益生菌"产品里到底有什么。"营销。"他答道。加拿大益生菌研发中心（Canadian Research & Development Centre for Probiotics）主任，微生物学家格雷戈尔·里德（Gregor Reid）也表示赞同。不过里德还说，益生菌中的细菌（如果它们真存在的话）是好氧菌。在无氧环境中培养、加工和运输细菌的过程十分复杂而且成本高昂。里德告诉我，这些产品95%从未在人体内试验过，不应被称为益生菌。

我预测不出10年，每个人都会认识一些以某种形式因别人身体产物而受益的人。我最近收到一位得克萨斯州医生发来的一封邮件，里面叙述了卢博克市劳埃德·斯托尔（Lloyd Storr）医生的故事，他用自制的"耳垢输液"（将捐献的耳垢滴在甘油中煮沸）治疗慢性耳部感染。耳垢能维持抑制细菌过度滋生的酸性环境，可能还含有一些抗菌化学物质。不论它的原理是什么，有些人的耳垢就是比其他人的更好。霍拉茨一直在鼓动他的朋友，一位牙周病医生，尝试用细菌移植①治疗牙龈疾病。

如果事情发展如其所愿，像普瑞来（Purell）和煤酚皂溶液（Lysol）这类杀菌商品因利润而培育的细菌狂热症将逐渐消退。多亏了细菌移植领域那些舞弄着搅拌机的勇敢先驱们，如果人们多一些理性思考，甚至只需一丝丝感激之情就能缓解那些小题大做、

---

① 接吻是一种不那么具有侵略性的细菌移植形式。对导致牙龈炎的三种细菌的研究记录了细菌在配偶间的迁移过程。从牙周病的角度来说，外遇可以看作是一种细菌疗法。

毫无根据的恐惧。

向您脱马桶帽致敬，亚历山大·霍拉茨。

最讽刺的是，我们在一开始只有肠子。"我们基本上是一条围绕肠道高度进化的蚯蚓。"我在他诊所的最后一天，霍拉茨开车离开那里时评论道。最终，这个食物处理器必须有一个大脑来帮助它寻找食物，需要有四肢来获取食物。因为这些增加了它的体积，所以它需要一个循环系统来为四肢分配提供动力的燃料。诸如此类。即便是现在，消化道也有自己的免疫系统和自己的原始大脑，这就是所谓的肠道神经系统。我还记得有一次与唐·范·弗利特交谈，他说："人们会惊讶地发现：他们是一条周围有点别的东西的大管道。"

你吃什么，你就是什么，但其实更重要的是，你怎么吃，你就是什么。要感谢你不是海葵，需要把午餐从晚餐进去的那个洞里吐出来。你要为不是食草动物或反刍动物而感到高兴，没有把一生都花费在给炉子添柴上。要感谢消化液和消化酶，感谢绒毛，感谢火和烹饪，感谢所有使我们成为我们的奇迹。霍拉茨举了大猩猩的例子，我们的近亲类人猿因不够精简的肠道需要巨大的能量而止步不前。和牛一样，大猩猩靠发酵大量原始植被为生。"它整天都在加工叶子。就在那里坐着，嚼着，在体内烹调，再没有余地分给伟大的思想。"

那些对人类肠道了如指掌的人，不仅能看到它复杂巧妙之美，还能看到它内在的景观和建筑之美。1998年的某一期《新英格兰医学杂志》上，两名西班牙医生发表了两张照片："横结肠的结肠袋"与高迪（Gaudi）的米拉之家（La Pedrera）上层拱廊的拱门。受此启发，我想看看自己体内的高迪，于是我做了第一次没有麻醉①的结肠镜检查。

这是一种难以名状的感觉，我这辈子大概有过10次。一种惊奇、荣幸、谦逊的相互参杂，一种近乎恐惧的敬畏。我曾在阿拉斯加费尔班克斯（Fairbanks）郊外的雪地上体会过这种感觉，北极光从头顶掠过，它似乎近在眼前，使我不由自主跪了下来。在山间的黑夜里，我抬头仰望着银河系点点繁星，这种感觉荡魂摄魄，直击我心。观察着我自己的回盲瓣，窥视着我的阑尾内部，见证着人类身体的宏伟复杂，老实说，我感受到腹部轻度到中度的绞痛。不过你应该明白我那种感觉。我们大多数人一生中从未注意过我们的器官，我们所拥有的最珍贵、最神奇的东西。在出问题之前，我们几乎不会考虑到它们。这在我看来似乎很奇怪。我们怎么就觉得克里斯蒂娜·阿奎莱拉（Christina Aguilera）比我们自己的身体内部更有趣呢？当然，也有可能是我看起来很奇怪。你可能在想，哇，那个玛丽·罗琦脑袋被屁股挤了②。对此，我要说的是：就一下，并且怀着最崇高的敬意。

---

① 这其实也没什么大不了。大多数欧洲人在做结肠镜检查时会根据需要决定麻不麻醉。医生会准备好麻药，在你有需要时只需开口。有80%的人从未开口要求过麻醉。

② 译注：原文为 "has her head up her ass"，直译为脑袋伸进了屁股里，美国俚语，意为做事愚蠢。

致　谢

　　我这次从慈善领域获得了一些启发，列出如下致谢列表。下面的分类反映了诸多层面的慷慨与支持，使本书得以成书。如果《消化道历险记》有趣、有意思，如果它准确、有启发性，如果它引人入胜，那都是因为这些优秀的人类做出的巨大贡献。

铂金悬雍垂集团

　　感谢他们在没有任何补偿、也没有能产出讨喜文字保证的情况下，花了整个下午陪我翻阅档案，接受我的"拷问"，为我打开大门，为我铺开欢迎地毯，我向他们鞠躬：

　　美国医学协会历史健康欺诈和替代医学收藏馆的安德烈亚·班布里奇（Andrea Bainbridge）

　　加州大学戴维斯分校的艾德·德彼得斯（Ed DePeters）

　　马特博物馆的安娜·多迪（Anna Dhody）和埃维·努曼（Evi Numen）

　　弗吉尼亚联邦大学的迈克·琼斯（Mike Jones）

　　明尼苏达大学的亚历山大·霍拉茨（Alexander Khoruts）、马特·汉密尔顿（Matt Hamilton）和迈克·萨多夫斯基（Mike Sadowsky）

克里格曼地区消化疾病中心的艾伦·克里格曼（Alan Kligerman）

应用感官的苏·兰斯塔夫（Sue Langstaff）

明尼阿波利斯退伍军人医疗中心的迈克尔·莱维特（Michael Levitt）和朱莉·菲尔纳（Julie Furne）

猫王的私人医生乔治·"尼克"·尼可波洛斯（George "Nick" Nichopoulos）

普雷林格图书馆的梅根和里克·普雷林格（Megan and Rick Prelinger）

AFB国际的南茜·罗森（Nancy Rawson）、帕特·穆勒（Pat Moeller）、艾米·麦卡锡（Amy McCarthy）和特蕾莎·科林瑟治（Theresa Kleinsorge）

阿韦纳尔州立监狱和加州惩教与康复部的"罗德里格斯"、吉恩·帕克斯（Gene Parks）、艾德·博拉（Ed Borla）和保罗·维克（Paul Verke）

阿拉巴马大学的斯蒂芬·西科尔（Stephen Secor）

荷兰食品谷的艾丽卡·西莱蒂（Erika Silletti）、雷内·德·威克（René de Wijk）、安德列斯·范·德·比尔特（Andries van der Bilt）和唐·范·弗利特（Ton van Vliet）

里诺内华达大学的理查德·特雷西（Richard Tracy）、李·莱梅纳格（Lee Lemenager）和约翰·格雷（John Gray）

黄金幽门协会

感谢他们忍受了我多次的电话骚扰和没完没了的电子邮件纠

缠，即使在本人已逾越随便问问的界限，在被起诉的边缘疯狂试探，他们也没提出任何异议，我向他们致敬：

陈建设（Jianshe Chen）

菲利普·克拉彭（Phillip Clapham）

贾斯汀·克伦普（Justin Crump）

伊万吉立亚·贝拉斯（Evangelia Bellas）

托马斯·劳里（Thomas Lowry）

大卫·梅茨（David Metz）

杰森·米哈洛波洛斯（Jason Mihalopoulos）

加布里埃尔·尼伦加尤克（Gabriel Nirlungayuk）

阿德里安娜·诺伊（Adrianne Noe）

汤姆·拉斯特雷利（Tom Rastrelli）

丹妮尔·里德（Danielle Reed）

保罗·罗津（Paul Rozin）

特莉·威廉姆斯（Terrie Williams）

塞拉·杨（Sera Young）

青铜食团俱乐部

感谢他们在神秘话题上给予的不可或缺的专业知识，分享给我的联系方式，激励我，鼓励我，逗笑我，我向他们致以谢意：

杰米·阿兰达-米歇尔（Jaime Aranda-Michel）

迪安·巴克尔（Dean Backer）

丹尼尔·布莱克本（Daniel Blackburn）

拉比·祖什·布莱奇（Rabbi Zushe Blech）

劳里·博诺（Laurie Bonneau）

安德烈亚·舍瓦利耶（Andrea Chevalier）

帕蒂·戴维斯（Patty Davis）

西沃恩·德兰西（Siobhan DeLancy）

"红胡子"埃里克（Erik "the Red" Denmark）

亚当·德莱诺斯基（Adam Drewnowski）

本·艾斯曼（Ben Eiseman）

霍莉·恩布里（Holly Embree）

杰夫·法罗神父（Geoff Farrow）

理查德·福克斯（Richard Faulks）

史蒂夫·盖革（Steve Geiger）

罗伊·古德曼（Roy Goodman）

法里德·哈达德（Farid Haddad）

苏珊·霍根（Susan Hogan）

阿尔·霍姆（Al Hom）

蒂姆·霍华德（Tim Howard）

布鲁斯·杰恩（Bruce Jayne）

马克·约翰逊（Mark Johnson）

玛丽·朱诺（Mary Juno）

詹森·卡拉维什（Jason Karlawish）

罗恩·基恩（Ron Kean）

戴安娜·凯利（Diane Kelly）

布鲁斯·克瑞格（Bruce Kraig）

克里斯托弗·拉尔（Christopher Lahr）

珍妮弗·朗（Jennifer Long）

约翰·伦德斯特姆（Johan Lundström）

雷和罗伯特·马多夫（Ray and Robert Madoff）

诺托（The Notto）

肯·奥尔森（Ken Olson）

乔恩·普林茨（Jon Prinz）

莎拉·普伦（Sarah Pullen）

格雷戈尔·里德（Gregor Reid）

珍妮特·莱利（Janet Riley）

迈克尔·萨波尔（Michael Sappol）

亚当·萨维奇（Adam Savage）

马库斯·施蒂格尔（Markus Stieger）

吉姆·特纳（Jim Turner）

保罗·瓦格纳（Paul Wagner）

布莱恩·万辛克（Brian Wansink）

柯琳·韦兰德（Colleen Weiland）法官

威廉·怀特黑德（William Whitehead）

坚实后盾

感谢他们这么多年来一直陪伴着我和我的书，感谢他们的温暖、才华、耐心和友谊，给他们一个大大的纸上拥抱：

致　谢

诺顿出版社（W. W. Norton）的吉姆·比亚洛斯基（Jill Bialosky），艾琳·罗维特（Erin Lovett），路易丝·布罗克特（Louise Brockett），比利·鲁辛（Bill Rusin），珍妮·卢西安诺（Jeannie Luciano），斯蒂芬·金（Stephen King）和德雷克·麦克菲利（Drake McFeely），以及非凡眼尖的编辑玛丽·巴布科克（Mary Babcock）

斯蒂芬妮·戈尔德（Stephanie Gold）

杰夫·格林沃尔德（Jeff Greenwald）

莫里斯奋进娱乐公司（William Morris Endeavor）的杰伊·曼德尔（Jay Mandel）和奥朗·惠特妮（auren Whitney）

莉萨·马戈朗尼（Lisa Margonelli）

安妮·皮格（Anne Pigué ）

艾德以及所有可爱的拉克尔斯家庭成员